LES ENFANTS NÉS AVANT TERME

LA COUVEUSE ET LE GAVAGE

A LA MATERNITÉ DE PARIS

PAR

Le Dʳ Paul BERTHOD

ANCIEN INTERNE DES HOPITAUX ET DE LA MATERNITÉ DE PARIS

> Il est si rare de voir vivre un enfant dans la suite qui est véritablement né à sept mois, que de mille à peine s'en rencontre-t-il un seul qui échappe.
>
> NAURICEAU, édit. de 1721, aph. 89.

> Grâce à l'emploi de la Couveuse et du Gavage, l'époque de la viabilité, au point de vue clinique, arrive à se confondre avec l'époque de la viabilité légale (six mois).
>
> TARNIER et BUDIN,
> *Traité d'Acc.*, t. II, p. 523 (1886).

Avec 3 figures, 10 planches et 1 tableau en couleur.

PARIS

OCTAVE DOIN, ÉDITEUR

8, PLACE DE L'ODÉON, 8

1887

LES ENFANTS NÉS AVANT TERME

LA COUVEUSE ET LE GAVAGE

A LA MATERNITÉ DE PARIS

LES ENFANTS NÉS AVANT TERME

LA COUVEUSE ET LE GAVAGE

A LA MATERNITÉ DE PARIS

PAR

Le Dᵣ Paul BERTHOD

ANCIEN INTERNE DES HOPITAUX ET DE LA MATERNITÉ

> Il est si rare de voir vivre un enfant dans la suite qui est véritablement né à sept mois, que de mille à peine s'en rencontre-t-il un seul qui échappe.
>
> MAURICEAU, édit. de 1721, aph. 89.

> Grâce à l'emploi de la Couveuse et du Gavage, l'époque de la viabilité, au point de vue clinique, arrive à se confondre avec l'époque de la viabilité légale (six mois).
>
> TARNIER et BUDIN.
> Traité d'Acc., t. II, p. 523 (1886).

Avec 3 figures, 10 planches, et 1 tableau en couleur.

PARIS

OCTAVE DOIN, ÉDITEUR

8, PLACE DE L'ODÉON, 8

1887

A mon Maître

M. LE PROFESSEUR TARNIER

AVANT-PROPOS

La révolution exécutée dans l'art des accouchements par l'application rigoureuse de la méthode antiseptique, le perfectionnement croissant du manuel opératoire, aussi bien que la richesse et l'adaptation de plus en plus parfaite de l'appareil instrumental, ont fait que la plupart des questions obstétricales sont actuellement, sinon jugées, au moins singulièrement éclaircies.

Il n'en est malheureusement pas de même pour ce qui a trait à l'enfant dans les premiers jours. Sa physiologie, sa pathologie sont encore bien peu connues; et, dans ces derniers temps seulement, l'étude de cette partie difficile de l'art des accouchements a acquis des connaissances utiles et contingentes.

L'usage de la couveuse et l'alimentation artificielle des

nouveau-nés au moyen du gavage, dont l'idée et l'emploi appartiennent au professeur Tarnier, constituent deux des plus belles conquêtes de la science sur ce point.

Le but de ce travail est de montrer quelle est l'utilité de ces deux moyens, quelle confiance on peut avoir en eux. Au reste, nous sommes persuadé que le dernier mot est loin d'être prononcé et que, par la suite, les résultats obtenus seront encore supérieurs à ce qu'ils sont actuel-lement.

Nous avons divisé notre travail en trois parties. La première est consacrée au rappel des principales notions de l'histoire anatomo-physiologique et pathologique des prématurés, que nous avons d'ailleurs presque exclusive-ment en vue; la seconde est consacrée à la couveuse; la troisième à l'étude de l'alimentation par le gavage des enfants nés avant terme ou faibles congénitalement.

Les recherches que notre thèse nous a demandées ont été longues et pénibles ; cependant, nous n'en doutons pas, bien des points demeurent à éclaircir et demandent des recherches que nous espérons pouvoir entreprendre un jour; bien des lacunes restent à combler. Pour l'ins-tant, et nous plaçant au point de vue pratique, parlant le langage des chiffres, nous croirons avoir rempli suffisam-ment notre tâche si nous parvenons, statistique en main, à faire passer la conviction qui nous anime dans la pensée de nos juges et de nos lecteurs.

Notre maître M. le professeur Tarnier, après nous avoir fait l'honneur de nous admettre comme interne dans son service, nous a inspiré le sujet de cette thèse, dont il a bien voulu accepter la présidence : nous ne faisons donc que justice en lui en offrant la dédicace, comme un hommage imparfait, mais bien respectueux, d'un élève dévoué.

CHAPITRE PREMIER

Parmi les enfants qui viennent au monde, ceux qui naissent avant terme (les prématurés) fournissent un apport relativement considérable. Pour Osterlen, cité par Miller, on observerait en moyenne 1 prématuré pour 19 naissances. A Moscou, suivant Hugenberger, ils constitueraient les 8, 9 p. 100 du chiffre total des naissances; encore tous ces auteurs ne considèrent-ils comme nés avant terme que les enfants d'un poids inférieur à 2,500 grammes. Mais si, nous reportant aux dernières règles de la mère pour prendre le terme de la grossesse, nous consultons les statistiques de la grande Maternité de Paris, dans un milieu spécial, il est vrai, et là où le nombre des accouchements prématurés doit être, toutes choses égales d'ailleurs, bien supérieur à ce qu'il est d'autre part, nous arrivons au chiffre relativement énorme de 30 p. 100. Les prématurés constituent donc, à l'heure actuelle, presque le tiers du chiffre total des naissances à la Maternité.

Les causes de ces accouchements hâtifs spontanés sont bien connues et nous n'avons point l'intention d'y insister ici. En dehors des conditions défavorables de milieu et de vie, la misère, les travaux de fabrique, l'alcoolisme et les affections organiques, surtout cardio-pulmonaires, en sont les facteurs les plus importants.

Mais au premier rang marche la syphilis dont l'influence est néfaste sur la grossesse et sur l'accouchement, ainsi que M. le professeur Fournier l'a montré mieux que personne, et qui tue un si grand nombre d'enfants du premier âge.

L'accouchement prématuré artificiel constitue, d'autre part, à l'heure actuelle, une des opérations obstétricales les plus justement recommandées en France; car, bien loin d'avoir, comme un projectile arrivé à son point de chute, décrit sa parabole et terminé sa courbe, suivant la pittoresque expression de Chiara (1), elle constitue chez nous le procédé de choix pour les rétrécissements du bassin. « C'est la plus belle de toutes les opérations obstétricales, disait le professeur Tarnier à son cours de l'an dernier. — Elle sauve à la fois et la mère et l'enfant. Or, quelle est la série, même la plus heureuse, des opérations césariennes qui pourra fournir le même résultat? »

Les enfants nés avant terme, par abréviation les prématurés, se distinguent des enfants venus à terme par une série de caractères anatomo-physiologiques qu'il nous a paru utile de rappeler ici pour la facile intelligence de notre sujet. Nous n'avons, il faut bien le dire, à l'heure actuelle, sur ces faits, en dehors du point de vue médico-légal, peut-être, que des notions incomplètes, et nous avons d'ailleurs emprunté largement, pour ce qui va suivre, à un excellent article du Dr Miller, paru l'an dernier dans le *Jahrbuch für Kinderheilkunde* (2).

---

(1) Chiara, cité par La Torre, *Nouv. Arch. d'Obst.*, 1887, n° 2, p. 38.

(2) Miller. *Die Frühgeborenen und die Eigenthümlichkeiten ihrer Krankheiten*. Jahrb. f. Khk., 1886.

L'aspect des prématurés est très différent, suivant leur terme.

Les moins développés, ceux qui pèsent de 600 à 1,000 grammes, dont l'âge peut être évalué à six ou sept mois, ont de 21 à 30 centimètres de long, le corps très maigre, la peau mince, brillante, transparente, d'un rouge-vermillon; le visage est fortement ridé, et non seulement les membres, mais le dos et la face sont recouverts d'un abondant duvet. Les ongles sont minces et n'atteignent point encore les extrémités de la pulpe des doigts.

Le cordon s'insère bas. Les pupilles sont recouvertes par la membrane pupillaire. Chez les garçons, le scrotum est très rouge, le testicule n'y est point encore descendu. Chez les petites filles, la vulve, d'un rouge intense, est béante, le clitoris et les petites lèvres font saillie à l'extérieur parce que les grandes lèvres ne sont point encore développées.

A l'autopsie, la plupart du temps, on ne constate pas de lésion appréciable suffisant à expliquer la mort, mais seulement un manque de développement général des organes et des tissus. Tous les viscères sont anémiés, surtout les poumons, qui ont la couleur du papier blanc et sont souvent atélectasiés, parfois dans toute leur étendue, d'autres fois par îlots. Le cerveau est de consistance gélatineuse et ne présente guère de différenciation entre la substance blanche et la substance grise, et cela même au niveau des noyaux (corps strié, pont de Varole, cervelet et moelle allongée). Les ventricules latéraux sont à peine ébauchés, leur épendyme se laisse facilement isoler. Circonvolutions et sillons se dessinent bien moins nettement que chez l'adulte. Les reins sont profondément lobulés. Le corps thyroïde, le thymus et la glande surrénale sont très développés; le canal artériel, le canal veineux d'Aranzi, le trou de Botal sont tout à fait perméables ou du moins très peu revenus sur eux-mêmes. A l'épiphyse inférieure du fémur se trouve un point d'ossification presque imperceptible; et quelquefois, entre le diaphyse et l'épiphyse de cet os, un petit sillon jaunâtre décrit par Wegner (cité par Miller) sous le nom d'ostéochondrite épiphysaire et caractéristique, selon lui, de la syphilis congénitale.

Chez les enfants un peu plus développés (1,100 à 1,500 grammes), de 31 à 36 centimètres de longueur, ayant moins de huit mois, la maigreur, la gracilité des formes existent encore à cause de l'insuffisance du développement du panicule adipeux. La peau est toujours ridée, moins rouge, plutôt rose pâle, et la figure vieillotte; les poils sont moins abondants au niveau des membres, surtout du côté de l'extension, de même que sur le dos et la face. Les ongles sont un peu plus développés, mais n'atteignent toujours pas l'extrémité des doigts. L'ombilic s'éloigne un peu plus de la symphyse des pubis; sur les pupilles persistent des vestiges plus ou moins marqués de la membrane pupillaire. Dans les bourses se trouve ou bien un seul testicule, le plus souvent celui de gauche, quelquefois les deux; mais ils ne sont point encore descendus au fond du scrotum et restent appendus dans sa moitié supérieure de telle façon qu'ils rentrent à la moindre pression dans l'orifice inguinal. Le crâne est plus arrondi et plus régulier que chez l'enfant à terme. Sutures et fontanelles sont très larges; la suture frontale est appréciable sous la peau.

A l'autopsie, les canaux propres au fœtus ne sont pas encore fermés; souvent il y a hyperémie du tube intestinal et du foie chez les enfants qui ont vécu quelques jours. Dans les poumons, en dehors de l'atélectasie, s'observent encore parfois des noyaux de pneumonie congénitale, on rencontre aussi la septicémie, l'hydrémie et la broncho-pneu-

monie, maladies le plus souvent mortelles. A l'épiphyse inférieure du fémur apparaît un peu plus nettement le point osseux
qui est cependant toujours très petit. Le sillon de Wegner,
quand il existe, s'est accentué, les autres signes précédemment
indiqués persistent, avec cette variante que, suivant l'individua-
lité du fœtus et de la mère, les choses, ne marchent point absolument de pair; car il est des enfants qui, tout en étant prématurés le sont surtout dans telle ou telle partie de leur organisme. C'est ainsi qu'on trouve des fœtus d'un poids relativement faible, d'une longueur au contraire proportionnelle-
ment considérable, et vice versa. Il en est de même pour le
développement plus ou moins grand du système pileux et des
ongles, de même aussi pour la gracilité du corps, les rides de
la peau et la descente du testicule dans les bourses.

Ce dernier signe est tout particulièrement infidèle, car bien
que, dans la règle, la glande séminale n'atteigne le fond du
scrotum que pendant le neuvième mois lunaire, à gauche un
peu plus tôt qu'à droite, il est des cas exceptionnels où (Hohl)
dès le cinquième mois on l'a trouvée en la place qu'il doit
occuper chez l'adulte au moment de la naissance; et, par contre, l'absence du testicule dans les bourses d'un fœtus même à
terme est bien loin, ainsi qu'on le sait, de constituer une
rareté exceptionnelle.

Les prématurés se font remarquer par la faiblesse de leur
vitalité, le chiffre élevé de leurs maladies, et le taux énorme
de leur mortalité, à cause du manque de résistance de leur
organisme encore incomplètement développé, et de certaines
particularités anatomo-pathologiques qui les différencient
complètement des enfants à terme.

En raison de son moindre volume, la surface cutanée de
refroidissement chez le prématuré nouveau né est plus grande,
toutes choses égales d'ailleurs, que chez l'enfant à terme,

et la perte de chaleur par rayonnement immédiatement après la naissance beaucoup plus considérable ; il s'y joint d'ailleurs cette circonstance aggravante que la couche de tissu adipeux sous-cutané, mauvais conducteur de la chaleur, est peu développée et, par conséquent, insuffisante à empêcher la déperdition du calorique. Aussi la température des prématurés après la naissance, et même dans une chambre chaude, peut-elle tomber jusqu'à 30 degrés ; d'ailleurs, les jours et même les semaines suivantes, à cause de l'insuffisance de la respiration et de l'oxydation de leurs tissus, ils produisent moins de chaleur ; et, par conséquent, leur température est constamment plus basse que celle des enfants à terme, ainsi que nous avons pu nous en assurer pour notre part par les nombreuses courbes de température que nous avons eu l'occasion de recueillir. Il semble que moins le terme de l'enfant est avancé et plus la température type (37°) de l'enfant à terme sera difficile et longue à atteindre.

Cette question de la température chez les prématurés est très intéressante pour le sujet qui nous occupe et mérite de nous arrêter.

Des recherches très nombreuses ont été entreprises pour fixer la température de l'enfant qui vient de naître, et les observateurs sont arrivés à cette conclusion que la température du fœtus à terme est sensiblement la même que celle de l'adulte et oscille autour de 37 degrés. — Aussitôt après la naissance, le fœtus a une température un peu supérieure, 37°,2 en moyenne, suivant Roger. Sur 152 enfants nouveau nés, Würster, Schœfer, Baerensprung cités par Preyer, ont montré que 126 avaient plus de 37 degrés au moment de la naissance ; comme maximum aussitôt après la naissance et chez l'enfant normal, Würster trouva 38°,5 et

Schœfer, 39°. Cette température de l'enfant est même supérieure à celle de la mère : c'est ainsi que les enfants de moins de 48 centimètres avaient en moyenne 37°,72, c'est-à-dire 0,15 plus que la mère ; ceux de 48 à 50 centimètres, 37°,76, c'est-à-dire 0,23 de plus que la mère ; ceux de plus de 50 centimètres, 37°,67, c'est-à-dire 0,23 de plus que la mère (1).

Peu de temps après la naissance, au contraire, il se fait une chute parfois considérable de la température, surtout si l'enfant est faible ou né avant terme. Auvard a observé dans un cas une chute de 5 degrés en une heure. Schultze, cité par Erös, prenant deux heures après la naissance la température d'un enfant, trouva 31°,3. L'enfant mourut d'ailleurs dix heures après.

Dans les conditions normales, chez l'enfant né à terme, la chute de température est de 2 degrés en moyenne, et il faut deux jours pour que le chiffre de naissance soit atteint.

Il est, d'autre part, un fait bien connu et sur lequel les médecins d'enfants ont tout particulièrement insisté : c'est l'instabilité pour ainsi dire de la température de l'enfant et son extrême variabilité sous l'influence de modifications des circonstances extérieures.

Les mêmes considérations s'appliquent exactement aux enfants nés avant leur terme, avec cette variante que leur température est et reste moins élevée que celle de l'enfant qui vient au monde à son heure, et tous les auteurs sont unanimes sur ce point. Un seul, à notre connaissance, Erös, a émis une opinion contraire, étayée, il faut bien le reconnaître, sur de nombreuses observations. Mais ses propositions, qui sont plutôt une attaque contre la couveuse, nous procureront plus loin matière à ample discussion.

(1) Preyer. *Physiologie de l'embryon*. Trad. Wiet. Paris, Alcan, 1887.

2

D'ailleurs, le prématuré, présentant un volume moindre, relativement à sa surface, que l'enfant à terme, doit, par le fait même des lois physiques du rayonnement, perdre une quantité de chaleur plus considérable que celui-ci. En outre, son système nerveux est peu développé et les réflexes chez lui sont difficiles à provoquer. Nous connaissons, d'autre part, le rôle considérable que joue, par rapport à la distribution régulatrice de la chaleur animale, le système nerveux central. N'y aurait-il pas lieu de se demander si cette fonction régulatrice, au même titre que les autres fonctions cérébro-spinales, existe alors autrement qu'à l'état d'ébauche et si les nerfs vaso-dilatateurs et vaso-constricteurs, encore inhabiles, ne seraient pas capables de déterminer des désordres de par leur fonctionnement non encore suffisamment réglé. Les centres régulateurs thermiques fonctionnent imparfaitement chez les animaux à température variable, comme les batraciens, dont la circulation reste constamment ce qu'elle est chez le fœtus humain pendant la vie intra-utérine. Le cerveau du fœtus humain se complète successivement; et l'étude de son développement embryogénique montre qu'il reproduit à ses différentes phases le type ontogénique de celui d'un animal de plus en plus élevé. N'y aurait-il pas là un rapprochement à faire?

Il est de toute importance de pratiquer autant que possible pour le prématuré la ligature tardive du cordon, selon la méthode de Tarnier et Budin. Le bénéfice qu'on en retire est extrême, car le placenta devient la source d'une véritable transfusion sanguine, naturelle et physiologique, faite au fœtus, avec une quantité de sang qui est loin d'être négligeable si l'on considère que la quantité de sang ainsi transfusée est équivalente comme quantité au quart de la masse totale du sang et que, de plus, il en résulte pour le prématuré un apport de globules sanguins et d'hémoglobine qui accroît notablement sa vitalité.

Chez le fœtus prématuré les phénomènes d'oxydation, partant de calorification, sont à leur minimum. On en a la preuve par la lenteur avec laquelle ils respirent, parfois par le temps qu'ils peuvent passer sans respirer. Nous n'en voulons pour exemple que l'histoire de ces enfants rappelés à la vie par l'insufflation, alors que, pendant quelque temps, ils avaient été considérés comme morts, et nous avons vu pour notre part, à l'hôpital de la Maternité, un fœtus de huit mois, cyanosé et presque asphyxique, respirant toutes les deux ou trois minutes environ et, de temps en temps, ranimé par insufflation. La vie se prolongea dans ces conditions pendant plus de douze heures et nous ne trouvâmes à l'autopsie d'autre lésion qu'une atélectasie pulmonaire presque généralisée. Le cœur, les viscères abdominaux et les centres nerveux étaient normaux et seulement congestionnés.

Les prématurés exécutent d'ailleurs très peu de mouvements e rûlent très peu d'oxygène dans l'intimité de leurs tissus.

Aussi n'est-ce qu'artificiellement que leur température peut être maintenue à un degré suffisant. Il n'est même pas rare que, malgré tout, il soit impossible de faire remonter la température des prématurés trop faibles au delà de 35° (1).

Consécutivement, toutes les maladies aiguës peuvent, chez le prématuré, évoluer sans fièvre ; c'est ainsi que la pneumonie n'amène d'habitude aucune élévation de la température ; elle ne s'accompagne même pas de toux, de telle sorte qu'elle est facilement confondue avec l'atélectasie ; les phénomènes de l'auscultation et de la percussion sont seulement d'habitude

(1) M. Hervieux avait fait de l'algidité progressive une maladie particulière et spéciale aux prématurés.

une légère matité à la partie inférieure des poumons et un faible bruit respiratoire n'allant pas, du reste, jusqu'au caractère du souffle ; rarement on perçoit un râle éclatant et à petites bulles.

La septicémie peut évoluer chez les prématurés sans ascension de la température, et c'est pour cela que son diagnostic est maintes fois si ardu. L'ictère, qui la complique si souvent, ne peut en être pris pour signe diagnostique certain, car souvent il constitue à lui seul une entité morbide. L'apathie et la somnolence du nouveau-né ne peuvent non plus que faire penser à la pyémie. D'ailleurs, les prématurés sont un terrain éminemment favorable pour le développement des processus septiques ; car, d'une part, leur sang est moins plastique, contenant peu de fibrine, moins propre par conséquent à se coaguler et à former dans les vaisseaux du fœtus des thrombus durables et résistants ; d'autre part, la chute du cordon est extraordinairement retardée, elle peut traîner jusqu'à la fin de la deuxième semaine. Celui-ci ne se dessèche pas comme il le fait d'habitude chez l'enfant à terme, mais il tend plutôt à se désagréger par putréfaction, et même après sa chute, la lenteur avec laquelle se cicatrise la petite plaie ombilicale donne grande marge aux maladies septiques : prédisposition encore accrue par la régression pénible et incomplète des vaisseaux du fœtus. Les caillots contenus dans la veine ou dans les artères ombilicales insuffisamment protégés contre l'air extérieur peuvent tomber en déliquium, suppurer au lieu de s'organiser et devenir ainsi le point de départ de l'infection.

D'autre part, la coagulabilité plus faible du sang prédispose le prématuré aux hémorragies. C'est ainsi que se produisent les omphalorrhagies plus fréquentes chez les prématurés que parmi les enfants à terme et qui constituent, avec les ecchy-

moses des muqueuses et les melœna, les plus habituelles de
ces spoliations sanguines qui toutes, du reste, sont bien souvent sous l'influence de la syphilis.

La voix des prématurés est très faible, elle a un timbre
spécial, caractéristique. Leurs poumons présentent parfois
l'état atélectasique et peuvent se trouver envahis dans
leur totalité de telle façon qu'ils ressemblent à ceux d'un
enfant qui n'a point encore respiré. La lésion peut même
durer assez pour qu'une partie du poumon en soit pendant un
certain temps complètement annihilée. La persistance du
trou de Botal dans ces conditions est véritablement compen-
satrice, car elle rend tolérable cette imperméabilité du poumon en permettant au sang de passer directement dans le
courant aortique sans stagner dans le tissu pulmonaire.

Par contre, en diminuant l'accès de l'air, l'atélectasie
pulmonaire favorise par là même la stagnation et la décom-
position des mucosités trachéo-bronchiques et prédispose
les prématurés à la pneumonie. Ceux-ci, en raison de leur
faiblesse, ne sont point en état d'expulser les glaires in-
troduites dans leur trachée pendant l'acte de l'accouchement, circonstance qui les prédispose singulièrement aux
affections pulmonaires, même de nature septique. La pneumonie des prématurés peut aussi se développer à la suite
de l'aspiration du lait et des mucédinées du muguet; car
la faible vitalité de leurs tissus, la sécheresse extrême de
leur muqueuse buccale, le manque presque absolu de salive
qui, ainsi qu'on le sait, est antimycotique, telles sont les
conditions qui permettent au muguet des prématurés de
prendre le développement que l'on connaît, développement tel
que les mucédinées peuvent envahir non seulement la
bouche, mais l'arrière-gorge, l'œsophage, l'estomac, et déterminer ainsi une dysphagie suffisant à expliquer comment

le lait peut suivre une mauvaise route et passer dans les voies aériennes qui sont même quelquefois, elles aussi, envahies par le muguet.

Un nouveau-né bien développé a souvent de la peine à téter lorsque le mamelon est peu saillant ou trop rigide ; à fortiori il en sera de même pour le prématuré, et ce peut même être pour lui une cause de mort. Pour leur faciliter la tâche, la nature a recouvert les gencives des nouveau-nés d'un repli muqueux saillant, connu sous le nom de membrane de Robin et Magitot. Pendant l'acte de la succion, cette membrane se gonfle, elle vient s'appliquer sur le mamelon à la manière de lèvres supplémentaires et donne ainsi au nourrisson une prise plus solide et plus large (Miller.)

La digestion du lait sera beaucoup plus lente que chez l'enfant à terme, car le pancréas et les glandes digestives ne sont point encore assez actives ; par suite, la transformation du zymogène en pancréatine est plus lente à se produire (Haidenhain).

Les prématurés sont plus sujets que les autres enfants à contracter des entérites ; le canal intestinal est plus frêle et se trouve en état de congestion passive à cause de la transformation de la circulation cardio-hépatique : la musculature intestinale est, d'autre part, insuffisante à expulser le méconium qu'ils retiennent beaucoup plus longtemps.

Dans les reins on note souvent la présence d'infarctus uratiques dont le développement peut être attribué à l'hypothermie, à l'insuffisance de la respiration, des oxydations, et à la lenteur de la circulation rénale en rapport avec le peu de vigueur du muscle cardiaque. Ces infarctus peuvent s'accumuler, être l'origine de concrétions urinaires, et on peut supposer qu'ils déterminent des coliques néphrétiques, des néphrites albumineuses et même des accès d'urémie (éclamp-

sie infantile); d'autant même que la peau n'est nullement
en état de suppléer à l'insuffisance rénale. Les glandes sudo-
ripares sont encore incomplètement développées. (Kölliker
admet que les conduits sécréteurs ne deviennent perméables
que dans le septième mois de la vie fœtale.)

Les modifications physiologiques de la peau s'exécutent
d'ailleurs avec beaucoup plus de lenteur que chez les enfants
venus à terme ; ainsi la desquamation de l'épiderme, la
chute des poils sur les différentes parties du corps et la crois-
sance des cheveux se font beaucoup plus tard et beaucoup plus
lentement que chez les enfants à terme. D'autre part, on le
sait, comme la perte de chaleur est plus considérable, la
poussée cardiaque extrêmement faible et le sang plus aqueux,
les prématurés sont sujets au sclérème, aussi bien sclérœdème que sclérème proprement dit. Presque tous ont des plaques de sclérème aux pieds ou aux mollets ; dans le sclérème
généralisé, le cas le plus rare, la température peut tomber à
22° et le pouls à 40. Les recherches de Langert ont montré
que la graisse sous-cutanée des prématurés se distingue par sa
grande richesse en acides gras. Elle contient 31 p. 100 d'acide
palmitique, tandis que la graisse de l'adulte n'en renferme
que 10 p. 100. Cet acide se solidifie facilement lorsqu'il y a
chute de la température : il en résulte le sclérème gras ou dur.
La couleur jaunâtre de la peau est caractéristique ; cette
teinte peut être plus ou moins intense, elle devient parfois
véritablement ictérique, et l'aspect somnolent, le sommeil
presque continuel de ces enfants pourraient bien être dus
à l'influence des acides biliaires sur le cerveau. On connaît
d'ailleurs les autres propriétés nocives de ces acides qui dé-
truisent les globules sanguins, empêchent la nutrition des
muscles et des nerfs, déterminent un abaissement de la température et ont sur le cœur une influence toxique. (Miller.)

Le système nerveux des prématurés est très peu développé et les réflexes sont difficiles et lents à provoquer. Dans la substance de l'hémisphère cérébral, on trouve souvent une dégénérescence graisseuse de la névroglie — ici localisée — là, par petits foyers de la grosseur d'une lentille jusqu'à celle d'un pois, que Virchow regardait comme de l'encéphalite congénitale — mais que Jastrowitz considère comme normale chez les nouveaux-nés. — Ces lésions donnent lieu quelquefois à une, hypertrophie générale du cerveau, déjà décrite par Laënnec, en 1806 (1).

Enfin, chez les prématurés la perte de poids est plus considérable (5 p. 100 du poids total chez les enfants nés à terme, 6 1/2 p. 100 chez les prématurés) pendant les premiers jours de la vie, et il faut au moins quinze jours au prématuré pour recouvrer son poids primitif que l'enfant à terme, au contraire, met seulement huit à dix jours à reconquérir.

Lorsqu'on considère cette fragilité des prématurés on n'a plus lieu de s'étonner du taux effrayant de leur mortalité. — Ceux qui laissent le moins d'espoir sont ceux qui pèsent moins de 1,000 grammes, ont moins de 27 cent. de longueur, dont la circonférence crânienne est au-dessous de 25 cent., ou encore dont le périmètre thoracique est de plus de 2 cent. 1/2 inférieur à la circonférence crânienne, enfin dont le périmètre thoracique est de peu supérieur à la demi-longueur totale. Dans ces conditions, ils méritent à peine le nom de viables.

En fait, on peut dire que, jusqu'ici, les cas où des fœtus de moins de sept mois ont pu être conservés à la vie constituent autant d'exceptionnelles raretés. Ahlfeld et Cullingwood les ont rassemblés en partie (2). Cullingwood a vu une nouveau-

(1) Laënnec. *Jour. de méd. chir. et pharmacie*, 1806, t. XI, p. 665.
(2) Miller, *loc. cit.*

née de 28 semaines, pesant 2 livres et longue de 14 pouces, qui atteignit, grâce à l'alimentation artificielle avec du lait de vache, l'âge de deux mois.

D'Outrepont rapporte le fait d'un enfant né vers la 27ᵉ semaine de la grossesse, qui pesait 1 livre 1/2 et était long de 13 pouces 1/2; les pupilles étaient recouvertes par la membrane pupillaire; l'enfant atteignit l'âge de 11 ans et paraissait en avoir seulement sept.

Redmann cite un garçon de 26 semaines, du poids de 1 livre 1/2, d'une longueur de 13 pouces qui vécut 4 mois. Celui de Kopp, qui pesait 2 livres 1/2, était long de 11 pouces 1/2 et vécut quelques semaines. Celui de Böker, qui pesait 1 livre 3/4, était long de 14 pouces et vécut 1 mois 1/2; tous ceux-là étaient de la 26ᵉ semaine.

A 25 semaines, Holst vit un garçon qui pesait 1 livre 1/2, était long de 13 pouces et vécut six heures, et Cochranne un du poids de 2 livres 1/2 et de 14 pouces de longueur, qui vécut une semaine.

Anan rapporte un cas de la 24ᵉ semaine; l'enfant pesait 1 livre 1/2, avait une longueur de 18 pouces; à sa mort, qui survint quatre mois plus tard, il ne pesait que 4 livres.

Barker rapporte un cas de 23 semaines où l'enfant pesait 1 livre, était long de 11 pouces et atteignit l'âge de 6 ans 1/2.

Rochester et Willing rapportent chacun une observation de 22 semaines : dans le premier cas il s'agissait d'un enfant qui pesait une livre, pouvait avaler le lait et vécut ainsi 13 heures; dans le second, d'un enfant de 1 livre 1/4, de 11 pouces de long, qui vécut 44 heures.

Enfin Home rapporte un cas de 18 semaines : l'enfant pesait une livre, était long de 8 pouces et mourut à l'âge de 8 ans; sa longueur était alors de 22 pouces.

Une observation de Rawitz montre bien jusqu'à quelles limites peut aller la vitalité dans certains cas. Un œuf complet de trois mois avec un fœtus de 8 cent. de long avait été expulsé dans un avortement. Après qu'on eut enlevé le sternum le cœur continua à battre encore pendant quatre heures, 20 fois environ par minute, ce qui faisait en tout 4,800 contractions, et cela par un chaud jour d'été, pendant lequel l'évaporation pouvait s'exercer à son maximum.

« Dans certains cas, les embryons ou les fœtus expulsés par avortement donnent des signes évidents de vie, et si par hasard l'œuf est resté intact, on les voit s'agiter dans le liquide amniotique ; nous avons même recueilli une observation de ce genre dans un cas de grossesse gémellaire. Les fœtus de quatre mois restent quelquefois plus d'une demi-heure sans respirer ; on peut alors suivre facilement les battements du cœur, et ceux-ci se ralentissent dès que le fœtus se refroidit ; ils s'accélèrent quand on le réchauffe. Aussi, lorsque ces fœtus sont menacés d'une mort imminente par suite du refroidissement qui les envahit, peut-on les ranimer et prolonger leur vie en les plongeant dans un bain d'eau à la température de 37-40° centigrades, ainsi que nous avons eu plusieurs fois l'occasion de le faire. Au cinquième mois, les enfants respirent, mais d'une façon si incomplète qu'ils ne tardent pas à succomber. A la fin du sixième mois, la respiration s'établit et les enfants peuvent vivre pendant plusieurs heures et même plusieurs jours (1). »

Aussitôt que les prématurés ont franchi les deux premières semaines, qui sont les plus périlleuses pour eux, ils commencent à téter et à augmenter de poids, si bien qu'ils se développent alors relativement plus vite que les enfants à

____

(1) Tarnier et Budin, t. II, p. 483.

terme. Leur accroissement pour vingt-quatre heures est plus considérable et se fait très régulièrement. Toutes proportions gardées, ils consomment relativement plus que les enfants à terme et s'efforcent, pour ainsi dire, de rattraper l'avance que ceux-ci ont sur eux.

Dès la fin du 1er mois leur poids peut s'être accru d'un tiers; dès le 5e, parfois même dès la fin du troisième mois, le poids initial s'est doublé.

Ils grandissent aussi plus vite, mais restent cependant au-dessous des enfants de leur âge. Souvent même, avec de nombreuses exceptions cependant, ils gardent toute leur vie une constitution fragile, témoignant de leur venue hâtive à la lumière.

CHAPITRE II

Frappés de l'hypothermie des enfants nés avant terme, et incapables, d'autre part, de leur faire produire artificiellement de la chaleur, les accoucheurs de tous les temps et de tous les pays se sont ingénié à en abaisser au moins autant que possible la perte. Ils enveloppaient les enfants dans des étoffes de laine ou de coton, substances qui conduisent mal la chaleur, et cherchaient d'autre part à stimuler la circulation, la vie, par des frictions avec des substances aromatiques excitantes. Quelques-uns employèrent dans les derniers temps les lavements excitants et même les injections sous-cutanées d'éther ou de teinture de musc pour arriver à leurs fins.

« Les moyens employés depuis longtemps pour mettre les enfants atteints de faiblesse congénitale dans les conditions les plus favorables à leur développement sont les suivants : on enveloppe leurs membres et leur tronc d'une couche de ouate, puis on les emmaillote; on met également une feuille de coton tout autour de leur tête sous le bonnet. Dans le berceau on place deux ou trois boules d'eau chaude qu'on renouvelle fréquemment; on en mettra par exemple une de chaque côté du corps, et l'autre au niveau des pieds. Au moment du change, on réchauffe les enfants devant un feu de bois clair.

S'ils sont très chétifs, on essaye d'activer leur circulation au moyen du massage. Dans ce but, on frictionne et on pétrit légèrement les parties charnues des membres et du tronc et l'on fait mouvoir doucement les articulations avec la main enduite d'huile chaude. Ces manipulations sont pratiquées pendant cinq minutes environ; on les répète deux ou trois fois dans les vingt-quatre heures.

L'emploi des bains chauds dans lesquels on aurait mis deux ou trois litres de vin, les frictions sur tout le corps avec de l'eau-de-vie, du vin aromatique, de l'alcoolat de lavande, rendent aussi de grands services (1). »

Mais, de l'aveu de tous, ces moyens étaient regardés comme insuffisants. L'ouate, en particulier, est spécialement infidèle; les recherches d'Erös lui ont montré que c'était un moyen dans lequel on perdait confiance à mesure qu'on l'employait davantage. Les boules d'eau chaude n'ont qu'une action trop limitée en surface, sinon en durée; quant aux frictions et même aux injections sous-cutanées, leur effet était trop fugace.

Aussi, dès 1857, ayant eu à soigner un enfant du terme de six mois, le professeur Denucé, de Bordeaux, imaginait une baignoire à double paroi tout à fait semblable à celle qu'employa plus tard Crédé, et put ainsi conserver à la vie pendant dix-sept jours l'enfant pour lequel l'appareil avait été construit. Cet exemple ne fut pas suivi.

Crédé, de Leipzig, publia seulement en 1884 les résultats que lui fournissait depuis 1864 un appareil identique qu'il désignait sous le nom de « berceau incubateur » et qui n'est, en réalité, qu'une baignoire à double paroi.

L'enfant couché dans son intérieur prend un bain d'air maintenu chaud par de l'eau bouillante introduite dans l'épaisseur de la double paroi.

(1) Tarnier et Budin. *Traité d'Acc.*, t. II, p. 54.

Grâce au berceau incubateur, Crédé obtint des résultats qui purent lui paraître excellents; mais à son cours de l'an dernier, M le professeur Tarnier a bien mis en lumière que l'avantage devait rester à la couveuse, non seulement par la simplicité de sa construction et de sa direction, mais aussi et surtout par ses résultats. La différence est surtout sensible pour les jeunes prématurés. La statistique montre, en effet, que pour les enfants de 1,000 à 1,500 grammes, la couveuse sauve 13,3 p. 100 de plus que le berceau incubateur de Crédé. De 1,501 à 2,000, l'écart au profit de la couveuse n'est plus que de 9,8 p. 100, et tombe à 1,5 p. 100 pour les enfants de 2,001 à 2,500. (Tarnier et Budin, t. II, p. 521.)

Winckel, de Munich, essaya les bains chauds continus dans une baignoire construite de telle façon que la tête de l'enfant peut constamment être maintenue à l'extérieur. Ces bains sont bien supportés, leur effet est très puissant, mais ils sont incommodes, et la méthode de Winckel n'a pas fait d'adepte.

La couveuse date de 1880, et elle est employée à la Maternité d'une façon suivie depuis le 21 novembre de l'année 1881. Elle figure au nombre des instruments exposés à la section d'hygiène infantile du congrès de Genève (1882). (Indication bibliographique.)

Elle était, dans le principe, identique à celle qui est employée pour couver artificiellement les œufs. Constituée par une caisse en bois, à double paroi remplie par une couche de liquide, maintenue à température sensiblement constante, grâce à un appareil connu sous le nom de thermosiphon. Plus tard, elle devint un véritable instrument de laboratoire, fut munie d'un avertisseur électrique, pour indiquer les écarts trop grands de température, et d'un régulateur Regnard ou à mercure, analogue à celui qui est employé pour les recherches de bactériologie, et, par conséquent, trop compliqué et trop coûteux pour pouvoir être employé autre part que dans un service hospitalier. Mais, en 1883, le professeur Tarnier (1) simplifia heureusement la couveuse qui a été décrite par Auvard; il en fit un instrument simple et facile à établir en quelques instants. C'est cet instrument qui est actuellement journellement employé à la Maternité, de préférence aux grands appareils.

Nous en empruntons la description au Dr Auvard (2).

« Il se compose d'une caisse en bois, longue de 65 centimètres, large de 36 centimètres, haute de 50 centimètres (dimensions extérieures), l'épaisseur des parois étant d'environ 25 millimètres.

L'intérieur de la caisse est divisé en deux parties par une cloison horizontale incomplète située à environ 15 centimètres de la paroi inférieure.

Dans l'étage inférieur, destiné à recevoir des boules d'eau chaude en grès, connues à Paris sous le nom de moines, sont pratiquées deux ouvertures, l'une latérale, occupant toute la longueur de la paroi fermée par une porte à coulisse et pouvant à volonté se tirer dans les deux sens : c'est la voie d'introduction des boules; l'autre, percée à une des extrémités de la boîte, obturée par une porte incomplète, c'est-à-dire moins grande que l'orifice qu'elle recouvre, de manière à permettre toujours le passage d'une certaine quantité d'air.

L'étage supérieur, disposé pour recevoir l'enfant, est garni de coussins à cet effet; il s'ouvre en haut par un couvercle vitré dont la fermeture est aussi complète que possible ; deux boutons permettent de l'enlever facilement. Sur la paroi supérieure se trouve un orifice de sortie.

(1) Tarnier. Titres et Travaux scientiques. (Indic. bibliog.)
(2) A. Auvard. De la couveuse pour enfants. Extr. des *Arch. de Toc.* Paris, Delahaye, 1883.

Dans l'ouverture qui fait communiquer les deux compartiments, on place une éponge imbibée d'eau simple pour humidifier l'air, et aussi un thermomètre destiné à marquer la température de l'appareil.

Les parois doivent avoir une épaisseur de 25 millimètres environ. Pour les rendre plus isolantes, on peut les tapisser à l'intérieur et à l'extérieur d'un feutre blanc ou simplement de toile blanche sous laquelle on glissera une légère couche d'ouate. C'est déjà là un perfectionnement qui n'est pas indispensable, et auquel chacun, à son gré, peut en ajouter de nombreux autres. Le modèle avec lequel nous avons fait nos essais à la Maternité se compose d'une simple boîte en bois et sans revêtement aucun ; nous avons, avec lui, obtenu une température suffisamment chaude et constante.

Le chauffage se fait au moyen de boules en grès, ou moines. La couveuse peut contenir cinq moines, mais quatre ordinairement suffisent pour maintenir la chaleur nécessaire, c'est-à-dire variant entre 31 et 32°, la température extérieure de la chambre étant de 16 à 18°.

Pour chauffer la couveuse nous procédons de la façon suivante : on commence par mettre trois boules remplies d'eau bouillante dans l'appareil ; au bout d'une demi-heure elle a atteint le degré voulu, et on peut y placer l'enfant. Si à ce moment la température tend à s'élever au-dessus de 32°, on ouvre légèrement le couvercle en verre pendant quelques instants.

Au bout de deux heures on met une quatrième boule, et à partir de ce moment toutes les heures et demie, ou deux heures, il faut changer le contenu d'une des boules, celle qui est la moins chaude, et avoir soin d'y faire verser de l'eau bien bouillante. Si l'eau n'est que chaude et non bouillante, la chaleur fournie ne sera pas suffisante, et malgré le renouvellement des moines on ne pourra empêcher la température de l'appareil de s'abaisser.

A l'aide de quatre boules, dont on en renouvelle une toutes les deux heures, nous avons, avec le modèle que nous possédons à la Maternité, et qui est un peu plus large que celui indiqué précédemment, obtenu une température oscillant entre 31 et 33°, le thermomètre marquant à l'extérieur 16 à 18°.

Si la température menaçait de devenir trop haute et de dépasser 33°, ce qui arrive rarement, on peut ouvrir légèrement le couvercle supérieur. Avec cet appareil, d'ailleurs, et en ayant soin de procéder comme il vient d'être indiqué, il n'y a pas de danger d'atteindre un degré trop élevé de chaleur et pouvant nuire à l'enfant; nous n'avons pas vu ce degré dépasser 36° et, maintenus seulement pendant quelques instants, ces 36° ne peuvent exercer aucune influence fâcheuse sur le nouveau-né placé dans l'appareil.

L'air pénétrant par la petite trappe, décrite plus haut, s'échauffe au contact des boules et, devenant ainsi plus léger, monte dans l'étage supérieur, s'imprégnant au passage de vapeur d'eau au contact de l'éponge qu'on aura soin de conserver humide. Cet air vient ensuite entourer l'enfant, dont il balaye pour ainsi dire toute la surface et s'échappe par l'orifice de sortie placé à l'extrémité opposée, en imprimant à l'hélice un mouvement de rotation, preuve palpable de l'existence de ce courant d'air, qui est indispensable au bon fonctionnement de l'appareil.

Le changement des boules doit, autant que possible, coïncider avec la sortie de l'enfant hors de la couveuse, sortie qui a pour effet de refroidir l'appareil. On évitera presque complètement le refroidissement en refermant le couvercle aussitôt après qu'on a enlevé l'enfant.

La couveuse doit être placée à l'abri de tout courant d'air, sur deux chaises, ou une petite table basse, en ayant soin de la mettre bien d'aplomb, sans quoi l'hélice du ventilateur ne tourne pas, ou difficilement.

Les mesures que nous avons données plus haut sont celles à suivre si on désire avoir une couveuse pour un seul enfant. Si on voulait un appareil pour deux enfants, il suffirait, en conservant les autres dimensions, d'augmenter la largeur, et de la porter, au lieu de 36, à 45 ou 50 centimètres.

Des boules en grès, quelle que soit leur forme, peuvent être employées; nous avons chauffé notre appareil avec des bouteilles en grès différant un peu des moines se trouvant à la Maternité; les résultats ont été à peu près les mêmes qu'avec les moines. Suivant les boules qu'on voudra employer il faudra modifier les dimensions de la couveuse, de manière à ce que l'étage supérieur puisse les recevoir facilement. »

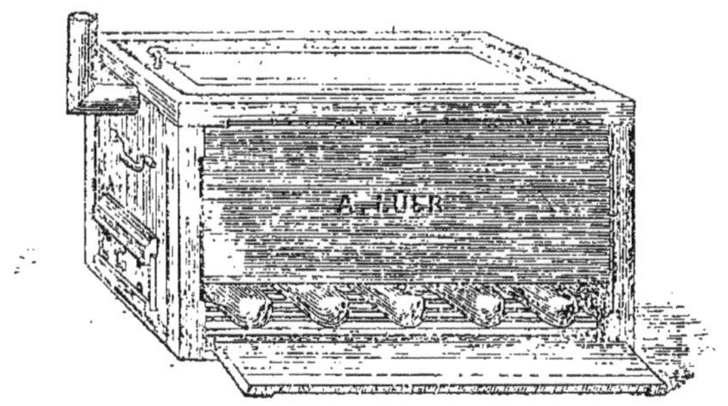

La couveuse ainsi construite est un appareil simple, facile à faire fabriquer n'importe où (1), peu coûteux et très suffi-

(1) Une sage-femme établie près de Châteauroux avait, au sortir de la Maternité, emporté un modèle en carton de la couveuse. — Ce modèle lui servit à faire fabriquer par un menuisier du pays une couveuse grâce à laquelle elle put élever l'enfant d'un médecin militaire, prématuré de sept mois.

sant pour la pratique. Il importe cependant de faire remarquer dès à présent que l'appareil doit être maintenu dans un très grand état de propreté pour assurer son antisepsie et pour empêcher la transmission possible par son intermédiaire de maladies contagieuses.

C'est ainsi qu'à la Maternité, aussitôt que l'appareil a servi, il est soigneusement lavé avec une solution antiseptique forte (sublimé à 1/2000); on le laisse ensuite sécher à l'air libre et reposer pendant quelque temps avant de l'employer pour un autre enfant.

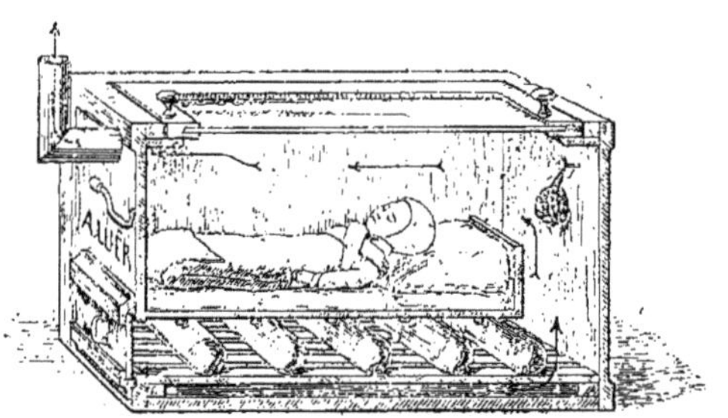

Le modèle de couveuse ci-dessus décrit est celui que nous recommandons, avec quelques modifications cependant. C'est ainsi que nous jugeons meilleur de placer la prise d'air supérieure non point sur la face la plus élevée, mais tout à fait en haut des parois latérales de la caisse. Nous recommandons aussi de surmonter cet orifice d'une petite cheminée métallique, en tôle ou en laiton, dont l'extrémité dépasse le

Il est préférable de ne pas coucher l'enfant toujours dans le même sens. (Expériences de Dareste. Indic. bibliographique).

plan supérieur de l'instrument. Cette petite cheminée fait tirage et augmente le courant d'air; d'autre part, la saillie qu'elle forme au-dessus du plan supérieur de l'appareil suffit à empêcher l'obstruction possible de la prise d'air et constitue une sauvegarde pour le fœtus. L'hélice témoin devient de ce fait inutile.

Pour éviter l'envahissement de la couveuse par des punaises ou des fourmis, le plus simple consiste à faire reposer les pieds du support de l'appareil dans des récipients en verre, à la rigueur de simples assiettes creuses contenant un liquide antiseptique, la solution de sublimé au 1/1000° par exemple.

Le bois employé pour sa construction doit être léger et peu dense, de telle sorte que l'appareil soit facilement transportable et que la chaleur s'y conserve bien. Le sapin non verni, le peuplier, le marronnier paraissent le mieux répondre à ces diverses exigences; les essences de bois durs, denses et fibreux, comme le chêne et les bois de luxe, sont au contraire peu convenables pour le but qu'on se propose.

M. le professeur Pajot a fait construire par Odile Martin, à la Clinique d'accouchements, une chambre étuve qui n'est, en réalité, qu'une couveuse monumentale. Indépendamment de la situation défectueuse de cet appareil, au fond d'une cour étroite, peu aérée et de la mauvaise place de la prise d'air, qui, d'abord oubliée, fut ensuite placée auprès de l'ouverture d'un égout, l'appareil primitivement établi pour une température de 25°, cliniquement insuffisante, a dû être modifié pour donner 34°, résultat qui n'est, paraît-il, que très imparfaitement obtenu.

L'étuve a de graves inconvénients; qu'elle contienne plusieurs enfants et tous seront soumis *à une température uniforme qui devrait varier suivant les individus*; de plus, elle

oblige les nourrices à entrer toutes les heures dans une atmosphère surchauffée.

D'autre part, la difficulté de son installation, non moins
que son prix de revient, en font un objet de luxe hospitalier
plutôt que de sérieuse utilité.

En résumé, l'avantage est et demeure à la petite couveuse
du professeur Tarnier, et jusqu'à présent comme nous le disait
encore tout récemment M. le Dr Pinard, à l'obligeance duquel
nous devons les détails qui précèdent, c'est le seul appareil
pratique dont le maniement soit simple et peu coûteux, dont
l'usage convienne en ville comme à l'hôpital. La rapidité
avec laquelle son emploi s'est vulgarisé en est d'ailleurs une
preuve sans conteste (1).

Après qu'un enfant vient d'être mis dans la couveuse, il est
habituel de le voir s'endormir en peu d'instants. Ce sommeil persiste pendant la plus grande partie du temps ; c'est à
peine si, lorsqu'il vient d'être réveillé pour le repas, l'enfant
exécute de petits mouvements dans l'appareil, avant de se
rendormir ; il est exceptionnel de l'entendre crier.

Il en résulte immédiatement, et comme corollaire, que la
circulation et la respiration du fœtus s'exécutent avec la plus
grande facilité, avec leur maximum d'ampleur ; le pouls oscille
autour de 120, la respiration est lente au contraire et n'atteint pas 40.

D'autre part, le fœtus tend à se mettre en équilibre thermique avec le milieu artificiel dans lequel il vit, et sa température s'élève peu à peu. Il est juste cependant de faire
remarquer que ce phénomène ne se produit qu'après un cer-

---

(1) Le Dr Miller emploie la couveuse à l'Hôpital des Enfants-Assistés, à
Moscou. — D'autre part, un de nos amis de passage en Angleterre a vu
la couveuse fonctionner à Lying Hospital de Londres, où elle est en
usage depuis 1882.

tain temps ; quelquefois même l'équilibre est impossible à atteindre ou à maintenir , et certains portent le pronostic le plus grave, quand, après deux jours, la température de l'enfant mis dans la couveuse ne peut pas être amenée au-dessus de 35° (1). Cette opinion nous paraît excessive, car dans plusieurs des courbes thermiques de prématurés que nous avons pu recueillir, la température rectale de l'enfant, prise dans la couveuse, reste constamment autour de 35°. Néanmoins, et en thèse générale , ce chiffre doit être considéré comme hypothermique et il faut s'efforcer d'obtenir une température de 37° environ, nombre qui doit être regardé, ainsi que nous avons pris soin de le faire remarquer plus haut , comme le chiffre normal et typique de la température de l'enfant.

A ce propos, il est bon de faire observer que, pour atteindre ce chiffre, il est nécessaire d'entretenir dans la couveuse une température d'autant plus haute que celle de l'enfant est plus basse. D'autre part, il faut savoir que plus l'enfant est vigoureux, plus sa température est relativement élevée; plus au contraire il est faible , plus l'hypothermie est accentuée.

Il faut, enfin, avant de retirer définitivement les enfants de la couveuse, les acclimater peu à peu à la température extérieure. Il importe donc d'abaisser progressivement, en jugeant de l'effet produit sur la température et sur l'état général du nouveau-né, le degré thermique de l'air contenu dans la couveuse et de le ramener ainsi peu à peu à celui de la pièce. Cette pratique est constamment suivie à la Maternité.

Ici se place un point digne de remarque et sur lequel tous les observateurs ont insisté. Certains enfants placés dans la couveuse deviennent violets, se congestionnent, paraissent sur le point d'étouffer ; d'autres, au contraire, se

(1) Miller, *loc. cit.*

refroidissent, pâlissent, deviennent sclérémateux, et, de là, on a déduit la conclusion logique que la même température ne convient pas à tous les enfants et qu'il n'est pas de température uniforme à employer dans la couveuse.

Ceci est à mettre en regard des observations d'Erös sur lesquelles nous allons revenir, et il faut n'avoir pas pris de températures d'enfants pour ne pas savoir que cette température est très variable, selon les sujets, et d'une façon générale suivant le terme, de telle sorte qu'un fœtus de six mois, par exemple, a une hypothermie relative plus considérable que celle d'un prématuré de huit; si bien que, pour arriver au chiffre normal, la même quantité de chaleur n'est pas nécessaire à l'un et à l'autre.

Ces faits cliniques, résultant de la lecture d'un grand nombre de courbes thermiques prises par nous-même ou les aides sages-femmes de la Maternité, concordent bien, du reste, avec les notions anatomo-physiologiques que nous avons rappelées au commencement de ce travail.

Pratiquement, ces considérations peuvent être résumées de la façon suivante :

La température extrême de la couveuse sera 35°, elle variera du reste avec les enfants ; plus élevée, toutes choses égales d'ailleurs pour les jeunes prématurés, elle sera plus faible pour les prématurés de huit, huit mois et demi. Son critérium sera la température rectale de l'enfant prise dans la couveuse — température qui devra être relevée d'une façon constante au moins deux fois pendant la journée — et toujours osciller autour de 37°, sans jamais dépasser notablement ce chiffre.

OBJECTIONS A LA COUVEUSE

On a fait à la couveuse un certain nombre d'objections, quelques-unes insignifiantes, d'autres, au contraire, ayant une portée plus considérable.

Que la couveuse puisse être un réel foyer d'infection, que la diphtérie, par exemple, puisse se transmettre uniquement par son intermédiaire, quoique, à notre connaissance, il n'en existe aucun exemple, la chose cependant ne paraît pas impossible.

Mais un *lavage rigoureux* de l'appareil avec une solution antiseptique forte (sublimé 1/2000, acide phénique 5/100) suffira à écarter toute chance possible de diphtérie, celles d'érysipèle ou de conjonctivite purulente par contamination dans l'appareil. Car, ainsi que l'ont démontré les [expériences de M. Miquel, toutes ces substances, et en particulier la liqueur de van Swieten, pure ou dédoublée, constituent un antiseptique héroïque et fatal pour les germes contre lesquels on l'emploie.

Les lavages antiseptiques seront aussi indiqués pour protéger la couveuse contre les parasites. Une bonne précaution consistera à faire baigner dans la liqueur de van Swieten les pieds du ou des tréteaux supportant l'appareil.

D'autres objections, tirées celles-là du fonctionnement de l'appareil lui-même, ont été faites à la couveuse. C'est ainsi qu'on a prétendu que la température dans l'intérieur de l'appareil pouvait dépasser les limites utiles et devenir funeste à l'enfant enfermé dans son intérieur. Que faut-il penser de pareille circonstance ?

Tout d'abord, l'expérience montre qu'avec la couveuse petit

modèle à cinq moines, dont on en enlève un toutes les heures
pour remplacer l'eau qu'il contient par de l'eau bouillante, il
est extrêmement difficile, sinon impossible, de porter la température de l'appareil au delà de 36 degrés, avec légères modifications en plus ou en moins, suivant le nombre de boules
employées. Il ne peut donc en résulter aucun dommage pour
l'enfant qui l'habite. Il n'en est pas de même pour la grande
couveuse à thermo-siphon, et nous avons pu voir dans un cas
le thermomètre monter dans l'intérieur de cet appareil à plus
de 43 degrés. Hâtons-nous de dire qu'il ne contenait pas d'enfant. Les plus grandes précautions deviennent ici néces-
saires. L'appareil ne peut être employé que muni d'un régulateur à mercure avec avertisseur électrique analogue à celui
qui est employé à la Charité, dans le service du docteur Budin. Il faudra, d'autre part, assurer le libre courant de l'air,
La physiologie montre en effet qu'à 45 degrés la myosine se
coagule, le cœur cesse de se contracter et les animaux soumis
à cette température ne tardent pas à succomber.

Avec des précautions suffisantes, toutes chances d'accidents
peuvent donc être évitées dans la grande couveuse. Dans la
petite, l'enfant ne court aucun risque, pourvu que l'air circule
librement, condition facile à réaliser avec la petite cheminée
métallique qui a l'avantage de rendre cette prise d'air absolument indépendante. Il n'existe donc pas d'objection valable
à faire de ce chef à la couveuse, et le reproche retombe plus
sur celui qui règle mal la couveuse qu'il n'attaque l'appareil
lui-même. Dans ce cas particulier, c'est un bon instrument
pouvant tomber en de mauvaises mains.

Selon d'autres, la couveuse aurait le tort d'exposer les
enfants à contracter, lorsqu'on les en sort pour les faire
téter ou d'une façon définitive, par suite des changements trop
brusques de température, des refroidissements et partant des

affections pulmonaires. S'il en était ainsi, la couveuse devrait
être absolument bannie. Mais la clinique et la statistique
montrent qu'il n'en est rien, et *les affections pulmonaires
ne sont pas plus fréquentes chez les enfants mis dans la
couveuse que chez les enfants qui vivent en dehors de cet appareil, bien au contraire :* la lecture de nos tableaux le prouve
avec évidence. D'ailleurs les expériences de W. Edwards,
rappelées par Auvard font voir que le changement de température, presque toujours inférieur à 20 degrés, est complètement inoffensif pour les enfants, si l'on y joint, d'autre part,
que le maillot ou la couche d'ouate dont ils sont entourés
constitue un corps isolant qui ménage heureusement les
transitions thermiques presque nulles à la sortie définitive des
enfants de la couveuse, si l'on a pris soin de les acclimater
peu à peu à l'atmosphère extérieure, par l'abaissement successif
de la température de leur couveuse.

Les dangers qui peuvent résulter pour l'enfant de l'obstruction d'une des prises d'air de l'appareil ou de la sécheresse
trop grande de l'air contenu ne peuvent évidemment être mis
sur le compte de l'instrument, mais incriminent la négligence
de la personne chargée de le surveiller. A ce point de vue également, il est plus sûr d'avoir une petite cheminée indiquant la
prise d'air supérieure de la couveuse pour ne pas s'exposer à
voir celle-ci obstruée par le dépôt irréfléchi de quelque pièce
de linge ou de pansement à la surface.

En réglant le courant ou plutôt le passage de l'air dans la
couveuse, en le ralentissant plus ou moins, suivant les conditions, on arriverait facilement à en faire pour l'enfant un
milieu artificiel dont une disposition très simple permettrait
de faire varier beaucoup la composition gazeuse. C'est ainsi
qu'on pourrait faire respirer l'enfant dans une atmosphère plus
ou moins chargée d'oxygène et étudier l'influence de ce gaz

vivifiant sur son organisme. Certaines maladies, il nous semble, pourraient en être heureusement impressionnées, l'atélectasie pulmonaire et la cyanose en particulier. On sait, en effet, les bons effets que cette médication donne chez l'adulte lorsqu'il y a insuffisance cardiaque ou pulmonaire, et par analogie on est amené à penser que le fœtus en éprouverait aussi un réel soulagement.

Rappelons enfin que certains ont cru voir dans la blancheur et dans la transparence du verre qui forme le couvercle une mauvaise condition pour le fœtus. Nous le leur accordons à la rigueur, quoiqu'il soit bien facile de placer en toutes circonstances la couveuse dans un endroit où la lumière n'arrive pas trop intense, et avec eux nous conseillons de remplacer le verre incolore par du verre coloré en violet, de façon à laisser passer les rayons chimiques les plus favorables peut-être aux échanges gazeux du poumon, les plus nuisibles, par contre, au point de vue de l'œil de l'enfant.

Dans deux observations, que nous devons à M. le Dr Maygrier et à M. le Dr Bar, nous voyons relatée à l'autopsie de deux enfants qui étaient restés l'un et l'autre longtemps dans la couveuse, l'existence d'une *hypertrophie encéphalique*. Nous ne savons pas, du reste, que l'examen micrographique ait été fait de façon à préciser la nature de cette hypertrophie. Est-ce là une raison suffisante pour rendre la couveuse responsable de cette lésion? Tout d'abord, on sait que le poids de la masse encéphalique est considérable chez le nouveau-né. Elle pèserait, selon Letourneau, 338 grammes ; selon Hecker et Buhl, son poids irait même jusqu'à 352 grammes. Nous avons pris soin, d'autre part, de faire remarquer antérieurement que les prématurés (et c'est le cas des sujets de ces observations) sont souvent irrégulièrement développés par rapport à tous leurs organes, c'est-à-dire qu'il est tel de leurs viscères qui présente un développement presque normal, tandis que tel autre est considérablement en retard. Ne pourrait-on pas admettre qu'il en est ainsi dans ce cas particulier, étant donné que, dans l'observation du Dr Maygrier, le poids de l'encéphale était de 325 grammes ; dans celle du Dr Bar la masse encéphalique pesait 600 grammes ; ce dernier poids étant, il est vrai, toutes proportions gardées, beaucoup plus considérable et représentant le tiers du poids total du corps, lequel était seulement de 1800 grammes. C'est d'ailleurs une hypothèse que nous nous contentons d'émettre, mais dont la possibilité doit toujours être présente à l'esprit ; nous aurions d'ailleurs, en faveur de la couveuse, un autre argument plus valable.

L'hypertrophie essentielle du cerveau, affection très rare, mal connue et qui ne se révélerait que par des accidents aigus de méningite survenant rapidement et emportant le malade, a déjà été décrite par Laënnec (1) et par conséquent bien avant l'emploi de la couveuse. Elle existerait même parfois avant la naissance. (Münchmeyer.)

1° *Observation* du Dr Maygrier (2). Résumé. — Fille de 6 m. 1/4 pesant 1375 à la naissance, descendue plus tard à 1140 et sortie de la couveuse pesant 1940. Le séjour dans l'appareil avait été de trois mois vingt-six jours et la petite B... paraissait en bon état, lorsqu'elle fut prise brusquement de *phénomènes convulsifs* et mourut le 7 janvier 1887.

A l'autopsie, qui fut faite avec le plus grand soin, on ne trouva d'autre lésion qu'une hypertrophie cérébrale assez marquée. Le cerveau pesait 325 grammes.

Voir la courbe des poids de cette enfant, pl. IX du Gavage.

---

(1) Laënnec, *loc. cit.*

(2) Je tiens à remercier ici M. le Dr Maygrier de la gracieuse obligeance qu'il a mise à me communiquer plusieurs observations très intéressantes.

2° Cette observation nous vient du service d'accouchement de la Charité. Il s'agit d'un enfant né le 12 novembre et mort le 12 décembre 1883. Son poids initial était de 1690 ; à sa mort, qui survint à la suite de *convulsions*, il pesait 1800 gr.

L'aspect de la tête était tel, son volume si considérable qu'on crut, jusqu'au moment de l'autopsie, à une hydrocéphalie. Le Dr Bar fut très surpris de rencontrer une masse encéphalique paraissant saine, mais très hypertrophiée puisqu'elle pesait 600 grammes.

Les deux observations dont nous donnons ici le résumé n'en sont-elles pas des exemples, la première surtout, au sujet de laquelle nous avons des détails plus précis et où cette apparition inopinée et foudroyante des accidents convulsifs à terminaison rapide par la mort est expressément notée. Nous pourrions, du reste, rapprocher de l'encéphalite hypertrophique de Laënnec l'encéphalite diffuse congénitale de Virchow (1), dont nous avons déjà fait mention plus haut. La couveuse serait donc parfaitement innocente. Coïncidence peut-être, mais nullement causalité.

Mais l'objection capitale à la couveuse a été faite par

(1) Virchow a décrit sous le nom d'encéphalite diffuse congénitale un état particulier du cerveau chez les enfants nouveau nés; les cellules de la névroglie, proliférées d'abord, subiraient la dégénérescence graisseuse. Les éléments nerveux deviendraient également granuleux; il en résulterait une production abondante de corps granuleux et un véritable ramollissement auquel des hémorragies capillaires donneraient une coloration rose ou rouge. Mais ces faits sont peu concluants et paraissent n'être rien autre chose qu'un état partiel normal du cerveau.

Chez les enfants nouveau nés, en effet, de même que chez les vieillards, les vaisseaux du cerveau présentent des corps granuleux à leur surface et dans leur gaine perivasculaire. Chez les enfants dont la nutrition générale se fait mal, les corps granuleux sont beaucoup plus abondants que de coutume, ainsi que Parrot l'a observé. (Cornil et Ranvier, *Traité d'histologie pathologique*, 1881, t. I, p. 700.)

Erōs, tout au moins indirectement (1). Se fondant sur cinquante observations prises avec le plus grand soin à la Maternité de Prague, Eros établit qu'un quart seulement des

(1) Se fondant sur des mensurations prises à la première clinique obstétrico-gynécologique de Budapest, Erös avance qu'il n'est nullement vrai que tous les enfants nés avant terme soient hypothermiques. Sur cinquante observations, dans les trois quarts des cas la température était normale ou à peine fébrile. Dans ces conditions, il n'est donc pas besoin de réchauffer artificiellement les enfants. Car le prématuré réclame de la chaleur artificielle, non pas en tant qu'enfant né avant terme, mais parce qu'il est parfois hypothermique. L'indication ne peut être donnée d'une façon certaine, ni par le poids, ni par le terme de l'enfant, c'est seulement la méthode thermométrique qui permettra d'éviter des erreurs.

Des différences appréciables se trouvent dans la marche de la température des prématurés et des enfants nés à terme pendant les huit premiers jours. Des recherches antérieures d'Erös ont montré que chez ces derniers il y avait par deux fois une chute, puis une ascension de la température. Ceci ne s'observe qu'exceptionnellement chez les prématurés. Ils n'ont de commun avec les enfants nés à terme que, comme ceux-ci, ils se refroidissent après la naissance, pour remonter ensuite leur température. La chute est cependant plus considérable et l'ascension plus lente et plus ou moins importante suivant les cas. La seconde chute et la seconde ascension (du troisième au cinquième jour) ne se remarquent qu'exceptionnellement chez les enfants venus au monde d'une façon hâtive. C'est d'ordinaire à la fin du deuxième jour ou dans le courant du troisième que la température revient à la normale, ou bien elle retombe encore plus. Chez tous les nouveau-nés, mais particulièrement chez ceux qui ont une température basse, on observe une tendance marquée au refroidissement.

Il est digne de remarque que chez les prématurés la température peut tomber beaucoup plus bas que chez les enfants à terme sans qu'il y ait de menace pour l'existence, et cela sans comparaison avec ce qui s'observe chez l'enfant ou chez l'adulte, fait qui montre bien la nécessité de faire vivre le fœtus dans un milieu dont la température sera voisine, sinon égale de celle de la mère.

La cause de l'hypothermie des prématurés ne tient pas, pour Erös, à ce qu'ils perdent trop de chaleur, mais bien à ce qu'ils en produisent trop peu. L'indication thérapeutique n'est donc point tant d'empêcher le fœtus de perdre sa chaleur que de lui en fournir artificiellement.

Untersuchungen bezüglich der Temperaturverhältnisse und der Indikationen der künstlichen Erwärmung frühzeitig geborener Kinder. — Arch. für Gynæk., Bd. XXVII, p. 3. (An. in *Centr. für Gynæk.*, 1887 (p. 51-52.)

prématurés ont une température au-dessous de la normale. Dans tous les autres cas, la température de l'enfant serait au moins égale, sinon supérieure à la normale, et la couveuse, dans ces conditions, serait funeste pour l'enfant.

Les observations d'Erös paraissent au-dessus de toute contestation, étant donné le soin avec lequel l'auteur les a lui-même contrôlées. Sans vouloir en rien les mettre en suspicion, on nous permettra cependant de faire remarquer que ces résultats détonent singulièrement avec ceux des autres observateurs. Pour ceux-ci, l'hypothermie des prématurés paraît avoir été un axiome, et tous, dans leurs observations cliniques ou physiologiques, sont arrivés au même résultat.

Nous-même, dans nos observations et dans les courbes de température que nous avons pu recueillir, nous avons trouvé des résultats tout à fait en désaccord avec les opinions d'Erös, et nous nous inscrivons contre ces résultats, prématurés peut-être eux aussi, qui tendraient à restreindre singulièrement l'usage de la couveuse, au grave préjudice des enfants.

L'argumentation d'Erös ne vise, du reste, que cette restriction, et la couveuse constitue encore pour lui l'appareil de choix pour fournir artificiellement aux prématurés la chaleur qui leur manque, plutôt qu'elle ne leur est trop rapidement soustraite.

Sans aucunement nous rallier à l'opinion d'Erös, nous adopterons les déductions cliniques qu'il en tire, et nous pensons que si, dans la presque totalité des cas, les prématurés sont hypothermiques, si les enfants à terme sont mis dans la couveuse pour hypothermie, il n'en est pas moins nécessaire de se renseigner par moment sur les ressauts brusques de la température qui se produisent chez le nouveau-né, au moyen du thermomètre.

Légende du tableau ci-contre.

Les colonnes bleues indiquent le relevé de tous les enfants sortis vivants de la Maternité du 21 novembre 1876 au 21 novembre 1881, alors que *la couveuse n'était pas employée*. La statistique a porté sur 5,385 enfants : 4,034 du terme de 9 mois, 799 de 8 mois 1/2, 332 de 8 mois, 83 de 7 mois 1/2, 81 de 7 mois, 28 de 6 mois 1/2, 28 de 6 mois, 6 de 5 mois 1/2, (tous morts).

Les colonnes rouges indiquent le relevé de tous les enfants sortis vivants de la Maternité du 21 novembre 1881 au 21 novembre 1886, *depuis l'emploi de la couveuse;* mais il faut remarquer qu'une partie seulement des enfants de ce relevé ont été mis dans la couveuse. La statistique a porté sur 8,266 enfants : 5,851 du terme de 9 mois, 1,510 de 8 mois 1/2, 741 de 8 mois, 220 de 7 mois 1/2, 194 de 7 mois, 82 de 6 mois 1/2, 50 de 6 mois, 18 de 5 mois 1/2, (tous morts).

Les colonnes noires indiquent le relevé des enfants sortis vivants de la Maternité et ayant été *mis dans la couveuse,* avec la remarque que les enfants figurent déjà dans le relevé compris dans les colonnes rouges qui portent sur une statistique générale. Cette statistique (colonnes noires) porte sur 608 enfants, 115 du terme de 9 mois, 107 de 8 mois 1/2, 177 de 8 mois, 84 de 7 mois 1/2, 77 de 7 mois, 34 de 6 mois 1/2, 14 de 6 mois. *Il est à remarquer qu'à partir du terme de 8 mois tous les enfants ne sont point mis dans la couveuse qui est réservée pour ceux qui sont trop faibles et hypothermiques.*

TABLEAU STATISTIQUE DES ENFANTS SORTIS VIVANTS DE LA GRANDE MATERNITÉ.
Du 21 Novembre 1876 _ 21 Novembre 1881.
Du 21 d° 1881 . 21 d° 1886.
Depuis le 21 Novembre 1881 avec la couveuse.
6 MOIS
6 MOIS ½
7 MOIS
7 MOIS ½
8 MOIS
8 MOIS ½
9 MOIS
90
80
70
60
50
40
30
20
10
16
30
21,5
36,6
53
39
49,8
68,7
54
77
78,7
78
88,8
85,9
88
96
91,6
98
99,8
84,7

RÉSULTATS DE LA COUVEUSE

Les tableaux (1) qui suivent nous permettent d'être bref. Ils sont résumés par la planche ci-contre, qui doit être lue de la façon suivante.

Les colonnes bleues représentent le procentage des enfants sortis vivants de la Maternité pendant cinq ans (du 21 novembre 1876 au 21 novembre 1881, avant tout emploi de la couveuse). Cette première colonne a été obtenue par le relevé de tous les enfants nés à la grande Maternité pendant ce laps de temps, à l'exclusion des mort-nés. Elle n'existe pas à 6 mois, car à cette époque les enfants de cet âge étaient voués à une mort certaine, et pas un seul n'a survécu dans ces conditions.

Les colonnes teintées en rouge montrent le procentage de cinq autres années (21 novembre 1881-21 novembre 1886), c'est-à-dire depuis l'emploi de la couveuse. Mais pendant un certain temps de cette période, la couveuse était employée d'une façon un peu irrégulière. Bien des enfants y auraient dû être placés qui, pour un motif ou pour un autre, n'y étaient point mis, et nous avons dû établir une troisième colonne teintée en noir, celle-là pour le procentage des enfants mis dans la couveuse et sortis vivants de la Maternité, pendant ce même laps de temps à peu près (21 novembre 1881-fin 1886); c'est grâce aux observations recueillies dans les tableaux qui vont suivre que cette dernière proportion a pu être établie.

(1) Nous avons pu recueillir toutes les observations des enfants placés dans la couveuse ou alimentés par le gavage, depuis le début de la méthode, grâce à l'obligeance de Mme Henry, sage-femme en chef de la Maternité, et de ses aides : Qu'il nous soit permis de leur en adresser tous nos remerciements.

La lecture de ce tableau montre plusieurs faits.

1° Les colonnes rouges sont partout plus élevées que les colonnes bleues, par conséquent, depuis l'emploi de la couveuse, et quoique cet emploi ait été pendant un certain temps irrégulier, la moyenne est meilleure, d'une façon générale, que pour les années précédentes.

La différence est surtout accentuée jusqu'à huit mois; on pourrait l'exprimer en disant que, dans ces cinq dernières années, on a gagné environ un demi-mois, c'est-à-dire qu'un prématuré de sept mois, par exemple, a eu dans ces cinq dernières années sensiblement autant de chances de vie qu'un enfant de sept mois et demi en avait eu dans les cinq années précédentes.

A partir de huit mois, les résultats restent toujours bons, mais ne paraissent pas relativement aussi frappant.

2° La colonne noire, celle de la couveuse, tient la tête jusqu'à et y compris sept mois et demi. Ce qui, par parenthèse, ne cadre pas avec les idées d'Erös. A six mois, elle donne 30 p. 100 de survie, résultat inconnu jusqu'alors.

A six mois et demi. . . . . 53 p. 100
A sept mois. . . . . 63,7 p. 100
A sept mois et demi. . . . . 78,7 p. 100

Mais à partir de huit mois la colonne rouge lui devient supérieure, fait qui s'explique parce qu'à huit mois et huit mois et demi, les enfants jugés assez résistants, assez bien développés, n'ont point été placés dans la couveuse. Ne contenant que les débiles, les tarés, la couveuse donne encore le chiffre très respectable de 85.9 à huit mois, de 91.6 à huit mois et demi comme survie pour les enfants qui y ont été placés.

A neuf mois, la descente est encore plus manifeste, mais

ici la couveuse doit être innocentée, car les enfants à terme qui y sont placés le sont souvent en désespoir de cause. Tel enfant mis dans la couveuse avec de la cyanose par persistance du trou de Botal, une hernie diaphragmatique, ou des convulsions après une version, par exemple, y succombera au même titre que s'il n'avait point été placé dans l'appareil.

La lecture des tableaux qui résument les 608 observations d'enfants mis dans la couveuse depuis le commencement de l'emploi de l'appareil jusqu'à l'époque actuelle, montre aussi l'effet héroïque et quasi-spécifique de la couveuse contre le sclérème, chose communément admise maintenant et bien faite pour laisser croire à la production des plaques de sclérème par la coagulation dans le tissu cellulaire sous cutané des acides gras qui entrent dans la constitution du pannicule adipeux. Sous l'influence, en effet, de la température de la couveuse, on voit le sclérème disparaître pour ainsi dire à vue d'œil. Nous avons observé un cas où le séjour de douze heures dans la couveuse, pour un enfant à terme, il est vrai, suffi à en faire évanouir les moindres traces.

D'autre part, un fait clinique admis anciennement c'était l'apparition presque constante du sclérème chez les enfants nés avant terme. Or, nous n'avons jamais observé nous-même, ni trouvé relaté dans les observations antérieures à nous et que nous avons eues sous les yeux, le développement du sclérème chez un prématuré mis dans la couveuse.

Le sclérœdème souvent secondaire au sclérème vrai, dont les plaques agissent en comprimant les vaisseaux et en gênant la circulation locale, est aussi, et par le même processus, heureusement influencé par la couveuse.

Parfois cependant on observe la persistance de l'œdème, comme dans l'obs. 400 de notre tableau. La couveuse ne doit évidemment pas être incriminée dans ce cas, car l'œdème dépendait d'une lésion rénale, ainsi qu'on put s'en assurer à l'autopsie.

Contre les autres affections de l'enfance, son influence est moins nette. Elle constitue *un agent thérapeutique symptomatique le meilleur contre l'hypothermie* et doit être employée comme telle sans qu'il nous soit possible actuellement d'en délimiter précisément l'usage suivant telle ou telle affection.

Nous avons jugé plus haut la question de savoir si la couveuse avait, en regard de ses avantages, quelque côté faible qui pût lui être reproché, et nous avons montré, en les prévenant pour la plupart, que les objections qui, à l'heure actuelle, pourraient lui être faites sont sans aucune raison valable et suffisante. Notre chiffre d'observations est, d'autre part, assez important, puisqu'il comprend 608 cas, pour nous permettre d'étayer les conclusions qui sont exposées plus loin.

D'ailleurs, à ne juger de la valeur de l'appareil que par le chemin qu'il a parcouru dans le monde, cette valeur est universellement reconnue. La couveuse, à l'heure actuelle, est employée dans tous les services d'accouchements et dans toutes les crèches des hôpitaux de Paris. A l'étranger même son usage se répand de plus en plus, et la couveuse est considérée comme un des agents indispensables de la thérapeutique infantile des premiers jours (1).

____

(1) La couveuse peut être employée en ville aussi bien qu'à l'hôpital, grâce à sa simplicité. Nous avons déjà signalé plus haut une observation communiquée au professeur Tarnier par une sage-femme de Châteauroux. Nous pourrions y ajouter bon nombre d'autres faits, et, tout dernièrement encore (août 1886), M. Pinard accouchait la fille d'un de nos littérateurs les plus illustres. L'enfant, que vit aussi M. Tarnier, pesait 1,700 grammes. — Il fut mis dans la couveuse et pèse actuellement plus de quatre kilogrammes (Pinard, comm. orale).

MATERNITÉ DE PARIS

Tableau des enfants mis dans la couveuse

N° d'ordre.	ENFANT					ENTRÉE DANS LA COUVEUSE		SORTIE DE LA COUVEUSE				
	Naissance.	Sexe.	Poids.	1 ou 2	Terme.	Date.	Cause.	Date.	V.	M.	Causes de la mort.	Poids
			Gr.									Gr.
1	22 nov. 81	...	2400	....	7 m.....	22 nov. 81	Faiblesse congénitale..	4 déc.	1	....	....	»
2	24 nov. »	...	1575	....	6 m. 1/2.	24 nov. »	Etat très mauvais....	11 déc.	1	....	....	1615
3	18 déc. »	...	2850	....	9 m.....	18 déc. »	Cyanose.............	21 déc.	1	....	....	»
4	21 déc. »	...	1880	....	7 m.....	21 déc. »	Avant terme.........	....	....	1	Sclérème.....	»
5	2 janv. 82	...	2630	1/2	8 m.....	2 janv. 82	Avant terme.	10 janv.	1	....	....	»
6	5 janv. »	...	1610	....	6 m. 1/2.	....	Avant terme.	....	1	....	....	1700
7	12 janv. »	...	1720	....	6 m. 6...	12 janv. »	Avant terme.........	....	1	....	....	1740
8	13 janv. »	...	1820	....	6 m. 1/2.	....	Avant terme.........	....	1	....	....	»
9	29 janv. »	F	1600	....	6 m. 1/2.	....	Avant terme.........	....	....	1	Faibl. congén.	»
10	7 févr. »	...	3130	....	9 m.....	....	....	....	1	....	....	3400
11	14 févr. »	...	2180	....	8 m.....	....	Faiblesse.	....	1	....	....	»
11'	Id.	...	2380	....	Id.	....	....	....	....	1	Après 8 jours.	»
12	1er mars »	...	2540	....	8 m.....	1er mars »	Sclérème . cyanose...	....	1	....	....	»
13	3 mars »	...	2520	....	8 m.....	....	Faiblesse cong., chétif.	....	1	....	....	»
14	5 mars »	...	1630	....	8 m.....	5 mars »	....	16 mars	1	....	....	1420
15	7 mars »	...	2300	....	8 m.....	8 mars »	....	17 mars	1	....	....	»
16	18 mars »	...	2850	....	8 m.....	18 mars »	Cyanose.............	19 mars	....	1	Le 10e jour...	»
17	19 mars »	...	1880	....	8 m.....	19 mars »	....	....	1	....	....	1670
18	23 mars »	...	....	....	8 m.....	27 mars »	Sclérème............	....	1	....	....	2270
19	3 avril »	...	2650	....	8 m.....	4 avril »	....	11 avril	1	....	....	2390
20	6 avril »	...	1910	....	7 m.....	6 avril »	Sclérème............	....	1	....	....	1545
21	14 avril »	...	1530	....	7 m.....	14 avril »	Faiblesse congénitale.	19 avril	1	....	....	»
22	27 avril »	F	1790	....	7 m. 1/2.	....	Cyanose.............	....	1	....	....	1530
23	24 avril »	G	3000	....	9 m.....	24 avril »	....	28 avril	1	....	....	2700
24	1er mai »	F	2730	....	8 m.....	1er mai »	Avant terme.........	6 mai.	1	....	....	2650
25	8 mai »	G	2430	....	....	8 mai »	Œdème.............	13 mai.	1	....	....	2210
26	7 mai »	F	2310	....	8 m.....	7 mai »	Cyanose.............	11 mai.	1	....	....	2140
27	28 mai »	F	1700	1	7 m. 1/2.	29 mai »	Avant terme.........	....	1	....	....	»
28	29 mai »	F	2100	....	8 m. 1/2.	....	Faiblesse	....	1	....	....	»
29	21 juin »	G	3250	....	9 m.....	2 juill. »	Cyanose.............	6 juill.	....	1	....	2600
30	20 juin »	G	2400	....	8 m. 1/2.	24 juin »	Cyanose.............	1 juill.	1	....	....	1980
31	23 juin »	G	1610	....	6 m. 1/2.	23 juin »	Ictère..............	30 juin.	1	....	....	1650
32	27 juin »	G	2020	....	8 m.....	27 juin »	Sclérème............	3 juill.	1	....	....	1750
33	28 juin »	F	1794	....	7 m.....	28 juin »	Avant terme.........	4 juill.	1	....	....	1700
34	3 juill. »	G	3800	....	9 m.....	....	Cyanose.............	....	....	1	....	»
35	5 juill. »	G	3010	....	9 m.....	5 juill. »	Cyanosé. — Persist. du tr. de Botal. — Hernie diaphrag. intest.....	....	....	1	....	»
36	6 juill. »	F	1200	....	6 m. 1/2.	6 juill. »	Faiblesse congénitale.	11 juill.	....	1	....	»
37	7 juill. »	G	2920	....	7 m. 1/2.	....	Faiblesse	15 juill.	1	....	....	2985
38	11 juill. »	F	1180	....	6 m. 1/2.	11 juill. »	Syphilis.............	21 juill.	1	....	....	1250
39	14 juill. »	G	1930	....	7 m.....	14 juill. »	Faiblesse congénitale.	21 juill.	1	....	....	1820
40	20 juill. »	F	1500	....	7 m. 1/2.	20 juill. »	Avant terme..	27 juill.	1	....	....	1650
41	22 juill. »	F	2120	....	7 m.....	....	Avant terme.........	26 juill.	1	....	....	1930
42	26 juill. »	G	3530	....	9 m.....	26 juill. »	Gêne respiratoire.....	29 juill.	1	....	....	3200
43	28 juill. »	G	2650	....	8 m.....	28 juill. »	Sclérème............	2 août.	1	....	....	2500
44	2 août »	F	2840	....	8 m.....	2 août »	Faiblesse............	6 août.	1	....	....	2625
45	6 août »	F	2280	....	8 m.....	6 août »	Sclérème............	8 août.	1	....	....	1920
46	8 août »	G	1920	....	7 m.....	8 août »	Avant terme.........	19 août.	1	....	....	1910
47	8 août »	G	1420	....	6 m. 1/2.	8 août »	Avant terme	16 août.	....	1	....	»
48	9 août »	G	1650	....	7 m.....	9 août »	Faiblesse...........	18 août.	1	....	....	1500
49	27 juill. »	F	2020	....	7 m. 1/2.	16 août »	Cyanose.............	16 août.	....	1	....	»
50	18 août »	F	1550	....	7 m.....	18 août »	Faiblesse. Sclérème.	23 août.	....	1	....	»
51	20 août »	F	1680	....	7 m.....	20 août »	Avant terme.........	20 août.	....	1	....	»
52	20 août »	F	2200	....	8 m.....	20 août »	Faiblesse............	30 août.	1	....	....	2020
53	22 août »	...	1900	1/2	8 m. 1/2.	22 août »	Faiblesse............	2 sept.	1	....	....	2010
54	27 août »	F	2060	....	8 m.....	....	Faiblesse congénitale.	27 août.	....	1	....	»
55	2 sept. »	G	2500	1/2	9 m.....	2 sept. »	Faiblesse............	14 sept.	1	....	....	2530
56	17 sept. »	G	2600	....	9 m.....	17 sept. »	....	4 oct.	1	....	....	2380
57	20 sept. »	F	2840	....	8 m. 1/2.	20 sept. »	Faiblesse	28 sept.	1	....	....	3000
58	22 sept. »	G	2350	....	7 m. 1/1.	....	Faiblesse. Sclérème.	24 sept.	1	....	....	2030
59	25 sept. »	G	2980	....	9 m.....	25 sept. »	Mort apparente.......	8 oct.	....	1	....	»
60	28 sept. »	F	1950	....	8 m.....	28 sept. »	Ictère. Faiblesse	8 oct.	1	....	....	1750
61	30 sept. »	G	2220	....	8 m.....	30 sept. »	Syphilis	3 oct.	1	....	....	1980
62	16 sept. »	F	2550	....	9 m.....	18 sept. »	Faiblesse............	22 sept.	1	....	....	2500
63	20 oct. »	G	1850	....	8 m.....	2 oct. »	Faiblesse. Ictère.....	7 oct.	....	1	Faiblesse.....	»
64	3 oct. »	G	1750	....	8 m. 1/2.	3 oct. »	Sclérème............	10 oct.	1	....	....	1850
65	3 oct. »	F	1950	....	8 m.....	3 oct. »	Faiblesse............	14 oct.	1	....	....	1800
66	13 oct. »	F	3000	....	9 m.....	13 oct. »	Cyanose.............	17 oct.	....	1	....	»
67	19 oct. »	G	2570	....	8 m.....	19 oct. »	Faiblesse	23 oct.	1	....	....	»
68	21 oct. »	G	1610	....	8 m.....	....	Faiblesse	2 nov.	1	....	....	1350
69	22 oct. »	G	2680	....	8 m.....	22 oct. »	Sclérème............	26 oct.	1	....	....	»
70	23 oct. »	F	2380	....	8 m.....	23 oct. »	Faiblesse............	28 oct.	1	....	....	2140
71	1er nov. »	F	1530	....	7 m.....	1er nov. »	Faiblesse............	7 nov.	1	....	....	»

Group headers: **ENFANT** spans *Naissance / Sexe / Poids / 1 ou 2 / Terme*; **ENTRÉE DANS LA COUVEUSE** spans *Date / Cause*; **SORTIE DE LA COUVEUSE** spans *Date / Résultat (V. — M.) / Causes de la mort / Poids*. Poids in grammes (Gr.).

N° d'ordre.	Naissance.	Sexe.	Poids.	1 ou 2	Terme.	Date. (entrée)	Cause.	Date. (sortie)	V.	M.	Causes de la mort.	Poids.
72	2 nov. 82	F	2325		8 m	2 nov. 82	Faiblesse	14 nov.	1			2230
73	2 nov. »	F	1400		7 m	2 nov. »	Ictère	14 nov.	1			1400
74	8 nov. »	G	2450		8 m. 1/2	8 nov. »	Mort apparente	10 nov.	1			2320
75	5 nov. »	G	2060		7 m. 1/2	5 nov. »	Faiblesse. Syphilis	16 nov.	1			2170
76	11 nov. »	G	2320		8 m. 1/2	12 nov. »	Sclérème	20 nov.	1			1800
77	16 nov. »	G	2100		8 m	16 nov. »	Faiblesse congénitale	22 nov.	1			1800
78	18 nov. »	G	1680		7 m	18 nov. »	Faiblesse	27 nov.	1			1450
79	3 nov. »	...	1930		8 m	3 nov. »	Faiblesse	14 nov.	1			1720
80	6 nov. »	...	3200		9 m	13 nov. »	Bec-de-lièvre double	23 nov.		1	Mort le 27. Opéré dans l'intervalle.	
81	27 nov. »	...			8 m	29 nov. »	Sclérème	30 nov.		1	3 jours après.	2270
82	30 nov. »	G	1850	1/2	8 m	30 nov. »	Faiblesse congénitale	11 fév.		1		1650
82'	30 nov. »	G	1650	1/2	8 m	30 nov. »	Sclérème. Erysipèle	10 déc.		1		»
83	15 déc. »	F	1555		7 m	15 déc. »	Avant terme	23 déc.	1			1330
84	24 déc. »	F	1750	1/2	7 m	24 déc. »	Avant terme	7 janv.	1			1430
84'	24 déc. »	G	1550	1/2	7 m	24 déc. »	Avant terme	31 déc.		1	Erysipèle du cordon	»
85	11 déc. »	G	2740		9 m	11 déc. »	Spi. bifida sacré	17 déc.		1	Le 20 décemb.	»
86	4 janv. 83	G	1550		7 m	4 janv. 83	Avant terme	10 janv.	1			1280
87	13 janv. »	G	1900		7 m. 1/2	13 janv. »	Syphilis	19 janv.		1	Syphilis	»
88	17 janv. »	G	1130		6 m. 1/2	17 janv. »	Avant terme	18 janv.		1	Faibl. congén.	»
89	22 janv. »	F	1970		7 m	22 janv. »	Avant terme	1 fév.	1			1750
90	21 janv. »	G	1420		7 m	24 janv. »	Avant terme	23 janv.		1	Faibl. congén.	1300
91	7 janv. »	...	1940	1/2	8 m	7 janv. »	Fracture du bras. Faiblesse congénitale	21 janv.	1			1860
92	24 janv. »	F	1900	1/2	9 m	24 janv. »	Faiblesse congénitale	2 fév.	1			1750
93	23 janv. »	...	1420		6 m. 1/2	23 janv. »	Faiblesse	9 fév.		1	Faibl. congén.	1100
94	2 févr. »	F	1220	1/2	6 m	2 févr. »	Avant terme	14 fév.		1		920
94'	2 févr. »	G	1030	1/2			Avant terme	20 fév.		1		810
95	9 févr. »	F	1900		7 m	9 févr. »	Avant terme	20 fév.	1			1700
96	25 févr. »	G	2030		8 m	25 févr. »	Faiblesse	6 mars				1880
97	1er mars »	F	1900		7 m. 1/2	1er mars »	Ictère	6 mars		1		»
98	....	G	2370		8 m. 1/2		Sclérème		1			»
98'	....	G	2330		8 m. 1/2		Sclérème		1			»
99	3 mars »	F	2020		7 m. 1/2	3 mars »	Ictère	6 mars		1		1465
100	21 févr. »	F	2180		9 m	21 févr. »	Faiblesse	26 fév.	1			»
101	4 mars »	G	2400		8 m. 1/2	4 mars »	Faiblesse congénitale	13 mars	1			1856
102	6 mars »	F	1850		7 m. 1/2	6 mars »	Avant terme	13 mars		1		1420
103	6 mars »	F	2190		7 m. 1	7 mars »	Sclérème	16 mars		1		»
104	26 févr. »	G			9 m	11 mars »	Sclérème	15 mars	1			2400
105	17 mars »	F	1500	1/2	9 m		Sclérème		1			1450
106	15 mars »	F	3050	1/2	9 m	15 mars »	Faiblesse congénitale	23 mars		1	Rougeole	»
106'	15 mars »	F	2514	1/2	9 m	15 mars »	Erythème. Couvuls	22 mars		1		»
107	15 mars »	G			9 m	27 mars »		28 mars		1		»
108	17 mars »	...	2850		9 m	17 mars »	Faiblesse congénitale	22 mars				2720
109	2 avril »	F	1550		7 m. 1/2	2 avril »	Avant terme	12 avril	1			1280
110	3 avril »	...	1360	1/2	7 m. 1/2	3 avril »	Avant terme	4 avril		1		»
110'	3 avril »	...	1250	1/2	7 m. 1/2	3 avril »	Avant terme	3 avril		1		»
111	5 avril »	...	1650		6 m. 1/2	5 avril »	Avant terme	8 avril		1		»
112	27 mars »	G	1780		8 m. 1/2		Faiblesse congénitale	4 avril	1			1800
113	7 avril »	F	1420		6 m. 1/2	9 avril »	Sclérème	18 avril	1			1600
114	9 avril »	G	3000		9 m	10 avril »	Cyanose	18 avril	1			3250
115	10 avril »	F	1900		8 m	10 avril »	Faiblesse. Ictère	18 avril		1	Athrepsie	1800
116	10 avril »	G	3450		9 m	12 avril »	Sclérème	15 avril	1			3140
117	17 avril »	G	1950		8 m	17 avril »	Avant terme	21 avril		1	Faibl. congén.	1620
118	17 avril »	F	2200		8 m	17 avril »	Faiblesse congénitale	28 avril	1			2170
119	17 avril »	...	2300		8 m. 1/2	19 avril »	Sclérème		1			»
120	14 avril »	G	3430		9 m	14 avril »	Mort appar. Forceps	22 avril				2880
121	20 avril »	F	2400		8 m	22 avril »	Sclérème		1			
122	25 avril »	G	2060	1/2	8 m. 1/2	25 avril »		28 avril / 12 mai.	1		Sclérème et ictère nécessit. une nouvelle entrée dans la couveuse.	2080
123	13 mars »	G	3270		9 m	12 mai »	Dépérissement	20 mai.	1			2910
124	10 mai »	F	1810		7 m. 1/2	10 mai »	Avant terme	19 mai.	1		Ictère	1450
125	13 mai »	F	1950	1/2	9 m	13 mai. »	Faiblesse congénitale	18 mai	1			1785
126	3 mai »	F	1950		7 m. 1/2	3 mai »	Avant terme		1		Passé en méd.	»
127	14 mai »	F	1700		7 m. 1/2	14 mai »	Avant terme	18 mai.	1			1460
128	18 mai »	G	2820		8 m. 1/2		Mauvais état général	21 mai.		1	Hémophilie	2500
129	20 mai »	F	1780		7 m	21 mai »	Avant terme	23 mai.	1			1560
130	15 mai »	F	1860		8 m	15 mai »	Avant terme		1			1500
131	19 mai »	F	1420		6 m. 1/2	19 mai »	Avant terme	24 mai.		1		»
132	25 mai »	F	1370		7 m. 1/2	25 mai »	Faiblesse congénitale	27 mai.		1		»
133	27 mai »	G	2370		8 m	27 mai »	Mauvais état général	29 mai.	1			2125
134	23 mai »	G	1450		6 m. 1/2	23 mai »	Avant terme			1		»
135	29 mai »	G	1520	1/2	6 m	29 mai «	Avant terme	30 mai.		1		»
136	28 mai »	G	1530		7 m. 1/2	28 mai »	Avant terme	7 juin.	1			»
137	4 juin »	F	1850		7 m. 1/2	4 juin »	Avant terme	14 juin.	1			1370
138	8 juin »	F	1800		7 m. 1/2	8 juin »	Avant terme	15 juin.	1			1470
139	8 juin »	F	1950		7 m	8 juin »	Avant terme	18 juin.	1			2005
140	14 juin »	G	1270	1/2	6 m	14 juin »	Avant terme	18 juin.	1			1020
141	16 juin »	F	1460		6 m. 1/2	16 juin »	Avant terme	18 juin.		1		

<table>
<tr><th rowspan="3">N°</th><th colspan="5">ENFANT</th><th colspan="2">ENTRÉE DANS LA COUVEUSE</th><th colspan="4">SORTIE DE LA COUVEUSE</th><th rowspan="3">Poids</th></tr>
<tr><th rowspan="2">Naissance.</th><th rowspan="2">Sexe.</th><th rowspan="2">Poids.</th><th rowspan="2">1 ou 2</th><th rowspan="2">Terme.</th><th rowspan="2">Date.</th><th rowspan="2">Cause.</th><th rowspan="2">Date.</th><th colspan="2">Résultat.</th><th rowspan="2">Causes de la mort</th></tr>
<tr><th>V.</th><th>M.</th></tr>
<tr><td>2</td><td>23 juin 83</td><td>G</td><td>1100</td><td>....</td><td>5 m. 1/2</td><td>23 juin 83</td><td>Avant terme........</td><td>23 juin.</td><td>....</td><td>1</td><td>..............</td><td>»</td></tr>
<tr><td>3</td><td>24 juin »</td><td>F</td><td>1620</td><td>....</td><td>7 m.....</td><td>24 juin »</td><td>Mort apparente.......</td><td>24 juin.</td><td>....</td><td>1</td><td>..............</td><td>»</td></tr>
<tr><td>4</td><td>1er juill. »</td><td>G</td><td>1580</td><td>....</td><td>6 m. 1/2.</td><td>1er juill. »</td><td>Faiblesse congénitale.</td><td>10 juill.</td><td>1</td><td>....</td><td>..............</td><td>1580</td></tr>
<tr><td>5</td><td>4 juill. »</td><td>F</td><td>1475</td><td>....</td><td>7 m. 1/2.</td><td>4 juill. »</td><td>Faiblesse congénitale.</td><td>7 juill.</td><td>....</td><td>1</td><td>Insuffisance de développem..</td><td>»</td></tr>
<tr><td>6</td><td>8 juill. »</td><td>F</td><td>2380</td><td>....</td><td>9 m.....</td><td>4 juill. »</td><td>Cyanose............</td><td>1 août.</td><td>1</td><td>....</td><td>..............</td><td>2290</td></tr>
<tr><td>7</td><td>23 juill. »</td><td>G</td><td>2660</td><td>....</td><td>9 m.....</td><td>24 juill. »</td><td>Sclérème qui disparait en 36 heures........</td><td>2 août.</td><td>1</td><td>....</td><td>..............</td><td>»</td></tr>
<tr><td>8</td><td>23 juill. »</td><td>G</td><td>2230</td><td>....</td><td>8 m.....</td><td>23 juill. »</td><td>Cyanose............</td><td>3 août.</td><td>1</td><td>....</td><td>..............</td><td>2320</td></tr>
<tr><td>9</td><td>28 juill. »</td><td>G</td><td>2050</td><td>....</td><td>7 m. 1/2.</td><td>28 juill. »</td><td>Faiblesse congénitale.</td><td>5 août.</td><td>1</td><td>....</td><td>..............</td><td>1760</td></tr>
<tr><td>0</td><td>29 juill. »</td><td>G</td><td>3100</td><td>....</td><td>9 m.....</td><td>1er août »</td><td>Sclérème............</td><td>6 août.</td><td>1</td><td>....</td><td>..............</td><td>2850</td></tr>
<tr><td>1</td><td>30 juill. »</td><td>G</td><td>1920</td><td>....</td><td>7 m.....</td><td>30 juill. »</td><td>Faiblesse congénitale.</td><td>9 août.</td><td>1</td><td>....</td><td>..............</td><td>1870</td></tr>
<tr><td>2</td><td>14 août »</td><td>G</td><td>1290</td><td>....</td><td>6 m. 1/2.</td><td>14 août »</td><td>Faiblesse congénitale.</td><td>25 août.</td><td>1</td><td>....</td><td>..............</td><td>1200</td></tr>
<tr><td>3</td><td>14 août »</td><td>F</td><td>2270</td><td>....</td><td>7 m. 1/2.</td><td>14 août »</td><td>Dyspnée...........</td><td>22 août.</td><td>1</td><td>....</td><td>..............</td><td>1770</td></tr>
<tr><td>4</td><td>18 août »</td><td>G</td><td>2130</td><td>....</td><td>8 m.....</td><td>18 août »</td><td>Faiblesse congénitale.</td><td>1 sept.</td><td>1</td><td>....</td><td>..............</td><td>1930</td></tr>
<tr><td>5</td><td>21 août »</td><td>F</td><td>2070</td><td>....</td><td>7 m.....</td><td>21 août »</td><td>..................</td><td>29 août.</td><td>1</td><td>....</td><td>..............</td><td>1900</td></tr>
<tr><td>6</td><td>30 août »</td><td>F</td><td>1520</td><td>1/2</td><td>6 m. 1/2.</td><td>30 août »</td><td>Faiblesse congénitale.</td><td>13 sept.</td><td>1</td><td>....</td><td>..............</td><td>1310</td></tr>
<tr><td>7</td><td>8 sept. »</td><td>F</td><td>2550</td><td>1/2</td><td>7 m. 3.</td><td>9 sept. »</td><td>Sclérème..........</td><td>11 sept.</td><td>1</td><td>....</td><td>..............</td><td>2350</td></tr>
<tr><td>8</td><td>7 sept. »</td><td>G</td><td>1830</td><td>....</td><td>8 m. 1.</td><td>7 sept. »</td><td>Faiblesse congénitale.</td><td>8 sept.</td><td>1</td><td>....</td><td>Passé en méd.</td><td>1750</td></tr>
<tr><td>9</td><td>8 sept. »</td><td>F</td><td>1850</td><td>....</td><td>7 m. 3.</td><td>8 sept. »</td><td>Faiblesse congénitale.</td><td>24 sept.</td><td>1</td><td>....</td><td>..............</td><td>1780</td></tr>
<tr><td>0</td><td>16 sept. »</td><td>F</td><td>1850</td><td>....</td><td>8 m. 2.</td><td>16 sept. »</td><td>Faiblesse congénitale.</td><td>4 oct.</td><td>....</td><td>1</td><td>Ictère........</td><td>»</td></tr>
<tr><td>1</td><td>20 sept. »</td><td>G</td><td>2250</td><td>....</td><td>7 m.....</td><td>20 sept. »</td><td>Faiblesse congénitale.</td><td>1 oct.</td><td>1</td><td>....</td><td>..............</td><td>1950</td></tr>
<tr><td>2</td><td>29 sept. »</td><td>F</td><td>1900</td><td>....</td><td>7 m.....</td><td>29 sept. »</td><td>Faiblesse congénitale.</td><td>6 oct.</td><td>....</td><td>1</td><td>Athrepsie.....</td><td>»</td></tr>
<tr><td>3</td><td>28 sept. »</td><td>F</td><td>2060</td><td>....</td><td>7 m.....</td><td>28 sept. »</td><td>Faiblesse congénitale.</td><td>7 oct.</td><td>1</td><td>....</td><td>..............</td><td>1840</td></tr>
<tr><td>4</td><td>5 oct. »</td><td>G</td><td>2050</td><td>....</td><td>8 m. 1/2.</td><td>5 oct. »</td><td>Pâleur...........</td><td>11 oct.</td><td>1</td><td>....</td><td>..............</td><td>2080</td></tr>
<tr><td>5</td><td>5 oct. »</td><td>G</td><td>2060</td><td>....</td><td>8 m. 2.</td><td>13 oct. »</td><td>Sclérème. Ophtalmie.</td><td>17 oct.</td><td>1</td><td>....</td><td>..............</td><td>1930</td></tr>
<tr><td>6</td><td>5 oct. »</td><td>G</td><td>2425</td><td>....</td><td>8 m.....</td><td>5 oct. »</td><td>Dyspnée...........</td><td>15 oct.</td><td>1</td><td>....</td><td>..............</td><td>2130</td></tr>
<tr><td>7</td><td>22 oct. »</td><td>F</td><td>2100</td><td>....</td><td>7 m. 2.</td><td>22 oct. »</td><td>Faiblesse congénitale.</td><td>30 oct.</td><td>1</td><td>....</td><td>..............</td><td>1940</td></tr>
<tr><td>8</td><td>26 oct. »</td><td>F</td><td>2080</td><td>....</td><td>7 m.....</td><td>27 oct. »</td><td>Sclérème...........</td><td>5 nov</td><td>1</td><td>....</td><td>..............</td><td>2010</td></tr>
<tr><td>9</td><td>20 oct. »</td><td>F</td><td>2600</td><td>....</td><td>8 m.....</td><td>22 oct. »</td><td>Dyspnée...........</td><td>30 oct.</td><td>1</td><td>....</td><td>..............</td><td>2040</td></tr>
<tr><td>0</td><td>26 sept. »</td><td>F</td><td>1590</td><td>....</td><td>6 m. 1.</td><td>26 sept. »</td><td>Faiblesse congénitale.</td><td>4 déc.</td><td>1</td><td>....</td><td>..............</td><td>2020</td></tr>
<tr><td>3</td><td>3 nov. »</td><td>F</td><td>2330</td><td>....</td><td>8 m.....</td><td>3 nov. »</td><td>Ictère grave........</td><td>8 nov.</td><td>....</td><td>1</td><td>..............</td><td>1750</td></tr>
<tr><td>4</td><td>5 nov. »</td><td>G</td><td>1850</td><td>....</td><td>8 m.....</td><td>5 nov. »</td><td>Faiblesse congénitale.</td><td>19 nov.</td><td>1</td><td>....</td><td>..............</td><td>1920</td></tr>
<tr><td>5</td><td>4 nov. »</td><td>G</td><td>2800</td><td>....</td><td>8 m. 2.</td><td>4 nov. »</td><td>Sclérème..........</td><td>18 nov.</td><td>1</td><td>....</td><td>..............</td><td>2820</td></tr>
<tr><td>6</td><td>14 nov. »</td><td>G</td><td>2250</td><td>....</td><td>9 m.....</td><td>14 nov. »</td><td>Sclérème...........</td><td>19 nov.</td><td>....</td><td>1</td><td>Sclérème......</td><td>1800</td></tr>
<tr><td>7</td><td>11 nov. »</td><td>G</td><td>2170</td><td>....</td><td>7 m. 2.</td><td>11 nov. »</td><td>Gêne respiratoire.....</td><td>21 nov.</td><td>1</td><td>....</td><td>..............</td><td>2130</td></tr>
<tr><td>8</td><td>14 nov. »</td><td>F</td><td>1950</td><td>....</td><td>7 m.....</td><td>16 nov. »</td><td>Faiblesse congénitale.</td><td>26 nov.</td><td>1</td><td>....</td><td>..............</td><td>1915</td></tr>
<tr><td>9</td><td>12 nov. »</td><td>F</td><td>2000</td><td>1/2</td><td>8 m. 1.</td><td>12 nov. »</td><td>Faiblesse congénitale.</td><td>22 nov.</td><td>1</td><td>....</td><td>..............</td><td>1970</td></tr>
<tr><td>9'</td><td>12 nov. »</td><td>F</td><td>1280</td><td>1/2</td><td>8 m. 1.</td><td>12 nov. »</td><td>Faiblesse congénitale.</td><td>22 nov.</td><td>1</td><td>....</td><td>..............</td><td>1390</td></tr>
<tr><td>0</td><td>20 nov. »</td><td>G</td><td>2600</td><td>....</td><td>7 m. 1/2.</td><td>20 nov. »</td><td>Sclérème..........</td><td>30 nov.</td><td>1</td><td>....</td><td>..............</td><td>2260</td></tr>
<tr><td>1</td><td>17 nov. »</td><td>F</td><td>1780</td><td>1/3</td><td>7 m. 2.</td><td>17 nov. »</td><td>Faiblesse congénitale.</td><td>22 déc.</td><td>1</td><td>....</td><td>..............</td><td>2060</td></tr>
<tr><td>1'</td><td>17 nov. »</td><td>F</td><td>2070</td><td>1/3</td><td>7 m. 2.</td><td>17 nov. »</td><td>Faiblesse congénitale.</td><td>22 déc.</td><td>1</td><td>....</td><td>..............</td><td>2310</td></tr>
<tr><td>1''</td><td>17 nov. »</td><td>G</td><td>1980</td><td>1/3</td><td>7 m. 2.</td><td>17 nov. »</td><td>Faiblesse congénitale.</td><td>22 déc.</td><td>1</td><td>....</td><td>..............</td><td>1930</td></tr>
<tr><td>2</td><td>21 nov. »</td><td>G</td><td>1660</td><td>....</td><td>7 m.....</td><td>24 nov. »</td><td>Syphilis.............</td><td>23 nov.</td><td>....</td><td>1</td><td>Syphilis.......</td><td>»</td></tr>
<tr><td>3</td><td>27 nov. »</td><td>G</td><td>2070</td><td>....</td><td>7 m.....</td><td>27 nov »</td><td>Faiblesse congénitale.</td><td>30 nov.</td><td>....</td><td>1</td><td>La mère avait eu la fièvre typhoïde......</td><td>1980</td></tr>
<tr><td>4</td><td>29 nov. »</td><td>F</td><td>2270</td><td>....</td><td>7 m. 2.</td><td>29 nov. »</td><td>Faiblesse congénitale.</td><td>4 déc.</td><td>1</td><td>....</td><td>..............</td><td>2090</td></tr>
<tr><td>5</td><td>30 nov. »</td><td>G</td><td>1780</td><td>....</td><td>7 m.....</td><td>30 nov. »</td><td>Faiblesse congénitale.</td><td>10 déc.</td><td>1</td><td>....</td><td>..............</td><td>1320</td></tr>
<tr><td>6</td><td>30 nov. »</td><td>F</td><td>1610</td><td>....</td><td>7 m. 2.</td><td>30 nov. »</td><td>..................</td><td>10 déc.</td><td>1</td><td>....</td><td>..............</td><td>1400</td></tr>
<tr><td>7</td><td>4 déc. »</td><td>F</td><td>1950</td><td>....</td><td>8 m.....</td><td>4 déc. »</td><td>..................</td><td>13 déc.</td><td>1</td><td>....</td><td>..............</td><td>1720</td></tr>
<tr><td>8</td><td>5 déc. »</td><td>G</td><td>1520</td><td>....</td><td>7 m. 2.</td><td>5 déc. »</td><td>..................</td><td>16 déc.</td><td>1</td><td>....</td><td>..............</td><td>1040</td></tr>
<tr><td>9</td><td>6 déc. »</td><td>F</td><td>2700</td><td>....</td><td>8 m.....</td><td>11 déc. »</td><td>Ictère grave........</td><td>18 déc.</td><td>1</td><td>....</td><td>..............</td><td>2320</td></tr>
<tr><td>0</td><td>1er déc. »</td><td>F</td><td>2700</td><td>....</td><td>8 m.....</td><td>7 déc. »</td><td>Gêne respiratoire.....</td><td>10 déc.</td><td>1</td><td>....</td><td>..............</td><td>1960</td></tr>
<tr><td>1</td><td>6 déc. »</td><td>F</td><td>1880</td><td>....</td><td>7 m.....</td><td>6 déc. »</td><td>..................</td><td>17 déc.</td><td>....</td><td>1</td><td>..............</td><td>1620</td></tr>
<tr><td>2</td><td>9 déc. »</td><td>F</td><td>1650</td><td>....</td><td>8 m.....</td><td>9 déc. »</td><td>Faiblesse congénitale.</td><td>18 déc.</td><td>1</td><td>....</td><td>..............</td><td>1400</td></tr>
<tr><td>3</td><td>16 déc. »</td><td>G</td><td>1960</td><td>....</td><td>7 m. 1.</td><td>16 déc. »</td><td>..................</td><td>24 déc.</td><td>1</td><td>....</td><td>..............</td><td>1630</td></tr>
<tr><td>4</td><td>18 déc. »</td><td>F</td><td>1750</td><td>....</td><td>9 m.....</td><td>18 déc. »</td><td>Faiblesse congénitale.</td><td>30 déc.</td><td>1</td><td>....</td><td>..............</td><td>1590</td></tr>
<tr><td>5</td><td>20 déc. »</td><td>...</td><td>1810</td><td>1/2</td><td>7 m. 1.</td><td>20 déc. »</td><td>..................</td><td>31 déc.</td><td>1</td><td>....</td><td>..............</td><td>1510</td></tr>
<tr><td>5'</td><td>20 déc. »</td><td>...</td><td>1900</td><td>1/2</td><td>7 m. 1.</td><td>20 déc. »</td><td>..................</td><td>31 déc.</td><td>1</td><td>....</td><td>..............</td><td>1680</td></tr>
<tr><td>3</td><td>21 déc. »</td><td>...</td><td>1750</td><td>1/2</td><td>7 m.....</td><td>21 déc. »</td><td>..................</td><td>24 déc.</td><td>....</td><td>1</td><td>L'autre fœtus était macéré..</td><td>1540</td></tr>
<tr><td>7</td><td>30 déc. »</td><td>F</td><td>1980</td><td>....</td><td>8 m.....</td><td>30 déc. »</td><td>Faiblesse congénitale.</td><td>13 janv.</td><td>1</td><td>....</td><td>..............</td><td>1830</td></tr>
<tr><td>8</td><td>25 déc. »</td><td>F</td><td>2000</td><td>....</td><td>8 m.....</td><td>25 déc. »</td><td>..................</td><td>12 janv.</td><td>1</td><td>....</td><td>..............</td><td>2050</td></tr>
<tr><td>9</td><td>29 déc. »</td><td>...</td><td>2040</td><td>....</td><td>9 m.....</td><td>29 déc. »</td><td>Faiblesse congénitale.</td><td>12 janv.</td><td>1</td><td>....</td><td>..............</td><td>2020</td></tr>
<tr><td>0</td><td>2 janv. 84</td><td>G</td><td>2025</td><td>....</td><td>8 m.....</td><td>2 janv. 84</td><td>..................</td><td>10 janv.</td><td>1</td><td>....</td><td>..............</td><td>1900</td></tr>
<tr><td>1</td><td>11 janv. »</td><td>...</td><td>1520</td><td>....</td><td>7 m.....</td><td>11 janv. »</td><td>..................</td><td>17 janv.</td><td>....</td><td>1</td><td>..............</td><td>1380</td></tr>
<tr><td>2</td><td>11 janv. »</td><td>F</td><td>1915</td><td>....</td><td>7 m. 1.</td><td>..................</td><td>Faiblesse..........</td><td>25 janv</td><td>1</td><td>....</td><td>..............</td><td>1670</td></tr>
<tr><td>3</td><td>14 janv. »</td><td>G</td><td>2420</td><td>....</td><td>9 m.....</td><td>17 janv. »</td><td>Faiblesse..........</td><td>21 janv.</td><td>1</td><td>....</td><td>..............</td><td>1950</td></tr>
<tr><td>4</td><td>14 janv. »</td><td>F</td><td>2720</td><td>....</td><td>8 m. 2.</td><td>19 janv. »</td><td>..................</td><td>1er fév.</td><td>1</td><td>....</td><td>..............</td><td>2430</td></tr>
<tr><td>5</td><td>15 janv. »</td><td>G</td><td>1950</td><td>....</td><td>8 m. 2.</td><td>15 janv. »</td><td>..................</td><td>27 janv.</td><td>1</td><td>....</td><td>..............</td><td>1830</td></tr>
<tr><td>6</td><td>13 févr. »</td><td>F</td><td>3700</td><td>....</td><td>9 m.....</td><td>13 févr. »</td><td>Sclérème...........</td><td>27 janv.</td><td>1</td><td>....</td><td>..............</td><td>3150</td></tr>
<tr><td>7</td><td>20 janv. »</td><td>G</td><td>2450</td><td>....</td><td>9 m.....</td><td>24 janv. »</td><td>Ictère............</td><td>10 fév.</td><td>1</td><td>....</td><td>..............</td><td>1910</td></tr>
<tr><td>8</td><td>22 janv. »</td><td>G</td><td>1700</td><td>....</td><td>8 m.....</td><td>22 janv. »</td><td>..................</td><td>27 janv.</td><td>....</td><td>1</td><td>..............</td><td>1530</td></tr>
<tr><td>9</td><td>28 janv. »</td><td>G</td><td>1900</td><td>....</td><td>7 m. 2.</td><td>28 janv. »</td><td>..................</td><td>7 fév.</td><td>1</td><td>....</td><td>..............</td><td>1760</td></tr>
<tr><td>0</td><td>3 févr. »</td><td>G</td><td>2450</td><td>....</td><td>7 m. 3.</td><td>3 févr. »</td><td>..................</td><td>10 fév.</td><td>1</td><td>....</td><td>..............</td><td>2280</td></tr>
<tr><td>1</td><td>5 févr. »</td><td>F</td><td>2190</td><td>....</td><td>8 m.....</td><td>5 févr. »</td><td>Faiblesse congénitale.</td><td>8 fév.</td><td>1</td><td>....</td><td>..............</td><td>2450</td></tr>
<tr><td>2</td><td>7 févr. »</td><td>F</td><td>2500</td><td>....</td><td>9 m.....</td><td>10 févr. »</td><td>Sclérème..........</td><td>23 fév.</td><td>1</td><td>....</td><td>..............</td><td>2470</td></tr>
<tr><td>3</td><td>9 févr. »</td><td>G</td><td>2650</td><td>....</td><td>8 m. 2.</td><td>12 févr. »</td><td>Gêne respiratoire.....</td><td>17 fév</td><td>1</td><td>....</td><td>..............</td><td>2500</td></tr>
<tr><td>4</td><td>16 févr. »</td><td>F</td><td>3650</td><td>....</td><td>9 m.....</td><td>24 févr. »</td><td>Ophthalmie. Erythème. Entérite...</td><td>4 mars</td><td>1</td><td>....</td><td>..............</td><td>3650</td></tr>
<tr><td>5</td><td>25 févr. »</td><td>F</td><td>1900</td><td>....</td><td>8 m.....</td><td>25 févr. »</td><td>..................</td><td>5 mars</td><td>1</td><td>....</td><td>..............</td><td>1800</td></tr>
<tr><td>6</td><td>27 févr. »</td><td>G</td><td>2230</td><td>....</td><td>8 m.....</td><td>3 mars »</td><td>..................</td><td>4 mars</td><td>....</td><td>1</td><td>Athrepsie......</td><td>2300</td></tr>
<tr><td>7</td><td>2 mars »</td><td>G</td><td>2560</td><td>....</td><td>8 m.....</td><td>2 mars »</td><td>..................</td><td>13 mars</td><td>1</td><td>....</td><td>..............</td><td>2420</td></tr>
</table>

<table>
<tr><th rowspan="3">N° d'ordre.</th><th colspan="5">ENFANT</th><th colspan="2">ENTRÉE DANS LA COUVEUSE</th><th colspan="4">SORTIE DE LA COUVEUSE</th></tr>
<tr><th rowspan="2">Naissance.</th><th rowspan="2">Sexe.</th><th rowspan="2">Poids.</th><th rowspan="2">1 ou 2</th><th rowspan="2">Terme.</th><th rowspan="2">Date.</th><th rowspan="2">Cause.</th><th rowspan="2">Date.</th><th colspan="2">Résultat.</th><th rowspan="2">Causes de la mort.</th></tr>
<tr><th>V.</th><th>M.</th></tr>
<tr><td>218</td><td>5 mars 84</td><td>G</td><td>Gr. 2450</td><td>....</td><td>8 m.....</td><td>5 mars 84</td><td>Hydrocéphale.—Pieds et mains palmés. — Mort apparente....</td><td>14 mars</td><td></td><td>1</td><td></td></tr>
<tr><td>219</td><td>3 mars »</td><td>F</td><td>1780</td><td>....</td><td>8 m. 2...</td><td>........</td><td>Faiblesse congénitale.</td><td>17 mars</td><td>1</td><td></td><td></td></tr>
<tr><td>220</td><td>10 mars »</td><td>G</td><td>2680</td><td>....</td><td>7 m. 1...</td><td>10 mars »</td><td>Faibl. cong. Cyanose.</td><td>18 mars</td><td>1</td><td></td><td></td></tr>
<tr><td>221</td><td>2 mars »</td><td>...</td><td>3520</td><td>....</td><td>9 m.....</td><td>........</td><td>........</td><td>.......</td><td>1</td><td></td><td></td></tr>
<tr><td>222</td><td>14 mars »</td><td>G</td><td>2850</td><td>....</td><td>9 m.....</td><td>........</td><td>........</td><td></td><td>1</td><td></td><td></td></tr>
<tr><td>223</td><td>15 mars »</td><td>G</td><td>2950</td><td>....</td><td>8 m.....</td><td>16 mars »</td><td>Scléréme........</td><td>26 mars</td><td>1</td><td></td><td></td></tr>
<tr><td>224</td><td>16 mars »</td><td>F</td><td>2300</td><td>....</td><td>7 m. 2...</td><td>16 mars »</td><td>Convulsions. Faiblesse.</td><td>29 mars</td><td>1</td><td></td><td></td></tr>
<tr><td>225</td><td>22 mars »</td><td>G</td><td>1820</td><td>....</td><td>7 m.....</td><td>22 mars »</td><td>........</td><td>27 mars</td><td></td><td>1</td><td></td></tr>
<tr><td>226</td><td>27 mars »</td><td>F</td><td>2320</td><td>....</td><td>8 m. 1...</td><td>27 mars »</td><td>........</td><td>5 avril</td><td>1</td><td></td><td></td></tr>
<tr><td>227</td><td>31 mars »</td><td>G</td><td>2200</td><td>....</td><td>8 m.....</td><td>31 mars »</td><td>Scléréme........</td><td>7 avril</td><td>1</td><td></td><td></td></tr>
<tr><td>228</td><td>7 avril »</td><td>G</td><td>2700</td><td>....</td><td>9 m.....</td><td>7 avril »</td><td>Ophthalmie........</td><td>23 avril</td><td>1</td><td></td><td></td></tr>
<tr><td>229</td><td>13 avril »</td><td>G</td><td>1650</td><td>....</td><td>8 m.....</td><td>13 avril »</td><td>Scléréme........</td><td>22 avril</td><td>1</td><td></td><td></td></tr>
<tr><td>230</td><td>1er mai »</td><td>...</td><td>1350</td><td>....</td><td>8 m.....</td><td>1er mai »</td><td>Faiblesse congénitale.</td><td>12 mai.</td><td>1</td><td></td><td></td></tr>
<tr><td>231</td><td>6 mai »</td><td>F</td><td>1680</td><td>....</td><td>6 m. 3...</td><td>........</td><td>........</td><td>27 mai.</td><td></td><td>1</td><td></td></tr>
<tr><td>232</td><td>17 juin »</td><td>F</td><td>1800</td><td>....</td><td>8 m. 2...</td><td>17 juin »</td><td>........</td><td>28 juin.</td><td>1</td><td></td><td></td></tr>
<tr><td>233</td><td>22 juin »</td><td>F</td><td>2520</td><td>....</td><td>8 m.....</td><td>22 juin »</td><td>........</td><td>5 juill.</td><td>1</td><td></td><td></td></tr>
<tr><td>234</td><td>29 juin »</td><td>G</td><td>1330</td><td>....</td><td>6 m- 2...</td><td>29 juin »</td><td>........</td><td>4 juill.</td><td></td><td>1</td><td></td></tr>
<tr><td>235</td><td>11 juill. »</td><td>G</td><td>2720</td><td>....</td><td>8 m, 2...</td><td>11 juill. »</td><td>........</td><td>16 juill.</td><td>1</td><td></td><td></td></tr>
<tr><td>236</td><td>15 juill. »</td><td>G</td><td>1310</td><td>....</td><td>6 m. 2...</td><td>15 juill. »</td><td>........</td><td>20 juill.</td><td></td><td>1</td><td></td></tr>
<tr><td>237</td><td>28 juill. »</td><td>F</td><td>1660</td><td>....</td><td>7 m. 3...</td><td>28 juill. »</td><td>........</td><td>6 août.</td><td></td><td>1</td><td></td></tr>
<tr><td>238</td><td>23 juill. »</td><td>G</td><td>1920</td><td>1/2</td><td>8 m. 2...</td><td>23 juill. »</td><td>........</td><td>4 août.</td><td>1</td><td></td><td></td></tr>
<tr><td>238'</td><td>23 juill. »</td><td>G</td><td>1740</td><td>1/2</td><td>8 m. 2...</td><td>23 juill. »</td><td>........</td><td>10 août.</td><td>1</td><td></td><td></td></tr>
<tr><td>239</td><td>6 août »</td><td>F</td><td>2030</td><td>....</td><td>8 m. 1...</td><td>........</td><td>Scléréme</td><td>13 août.</td><td>1</td><td></td><td></td></tr>
<tr><td>240</td><td>8 août »</td><td>...</td><td>2470</td><td>1/2</td><td>7 m. 2...</td><td>8 août »</td><td>........</td><td>19 août.</td><td>1</td><td></td><td></td></tr>
<tr><td>240'</td><td>8 août »</td><td>...</td><td>1390</td><td>1/2</td><td>7 m. 2...</td><td>8 août »</td><td>........</td><td>14 août</td><td></td><td>1</td><td></td></tr>
<tr><td>241</td><td>28 août »</td><td>F</td><td>1880</td><td>....</td><td>7 m.....</td><td>........</td><td>........</td><td>5 sept.</td><td>1</td><td></td><td></td></tr>
<tr><td>242</td><td>19 août »</td><td>G</td><td>2260</td><td>....</td><td>7 m. 2...</td><td>19 août »</td><td>........</td><td>26 août.</td><td>1</td><td></td><td></td></tr>
<tr><td>243</td><td>28 août »</td><td>F</td><td>1650</td><td>....</td><td>6 m. 2...</td><td>28 oût »</td><td>Faiblesse congénitale.</td><td>8 sept.</td><td>1</td><td></td><td></td></tr>
<tr><td>244</td><td>7 sept. »</td><td>F</td><td>1200</td><td>....</td><td>7 m.....</td><td>7 sept. »</td><td>........</td><td>9 sept.</td><td></td><td>1</td><td></td></tr>
<tr><td>245</td><td>28 août »</td><td>G</td><td>2280</td><td>....</td><td>8 m. 2...</td><td>28 août »</td><td>Scléréme........</td><td>3 sept.</td><td>1</td><td></td><td></td></tr>
<tr><td>246</td><td>14 sept. »</td><td>F</td><td>1540</td><td>....</td><td>7 m. 1...</td><td>........</td><td>........</td><td>30 sept.</td><td></td><td>1</td><td></td></tr>
<tr><td>247</td><td>7 sept. »</td><td>G</td><td>1950</td><td>....</td><td>7 m. 2...</td><td>........</td><td>........</td><td>14 sept.</td><td>1</td><td></td><td></td></tr>
<tr><td>248</td><td>19 sept. »</td><td>...</td><td>2240</td><td>....</td><td>8 m. 2...</td><td>19 sept. »</td><td>........</td><td>2 oct.</td><td>1</td><td></td><td></td></tr>
<tr><td>248'</td><td>........</td><td>...</td><td>2070</td><td>....</td><td>........</td><td>19 sept</td><td>........</td><td>20 oct.</td><td>1</td><td></td><td></td></tr>
<tr><td>249</td><td>1er oct. »</td><td>F</td><td>2100</td><td>....</td><td>7 m.....</td><td>1er oct. »</td><td>Faiblesse congénitale.</td><td>11 oct.</td><td>1</td><td></td><td></td></tr>
<tr><td>250</td><td>26 oct. »</td><td>G</td><td>1770</td><td>....</td><td>7 m.....</td><td>26 oct. »</td><td>Faiblesse congénitale.</td><td>3 nov.</td><td></td><td>1</td><td></td></tr>
<tr><td>251</td><td>22 oct. »</td><td>F</td><td>2040</td><td>....</td><td>8 m.....</td><td>22 oct. »</td><td>........</td><td>31 oct.</td><td>1</td><td></td><td></td></tr>
<tr><td>252</td><td>30 oct. »</td><td>G</td><td>1610</td><td>....</td><td>8 m.....</td><td>........</td><td>........</td><td>6 nov.</td><td>1</td><td></td><td></td></tr>
<tr><td>253</td><td>18 oct. »</td><td>F</td><td>2010</td><td>....</td><td>7 m. 2..</td><td>18 oct. »</td><td>........</td><td>25 oct.</td><td>1</td><td></td><td></td></tr>
<tr><td>254</td><td>8 nov. »</td><td>F</td><td>1400</td><td>....</td><td>6 m. 2...</td><td>8 nov. »</td><td>........</td><td>13 nov.</td><td></td><td>1</td><td></td></tr>
<tr><td>255</td><td>4 nov. »</td><td>F</td><td>2360</td><td>1/2</td><td>9 m.....</td><td>4 nov. »</td><td>........</td><td>14 nov.</td><td>1</td><td></td><td></td></tr>
<tr><td>255'</td><td>4 nov. »</td><td>G</td><td>2120</td><td>1/2</td><td>9 m.....</td><td>4 nov. »</td><td>........</td><td>11 nov.</td><td>1</td><td></td><td></td></tr>
<tr><td>256</td><td>30 oct. »</td><td>F</td><td>2000</td><td>....</td><td>8 m. 2...</td><td>30 oct. »</td><td>........</td><td>7 nov.</td><td>1</td><td></td><td></td></tr>
<tr><td>257</td><td>5 nov. »</td><td>G</td><td>2500</td><td>....</td><td>8 m. 3...</td><td>5 nov. »</td><td>........</td><td>15 nov.</td><td>1</td><td></td><td></td></tr>
<tr><td>258</td><td>11 nov. »</td><td>G</td><td>1600</td><td>....</td><td>6 m. 2...</td><td>11 nov. »</td><td>........</td><td>21 nov.</td><td>1</td><td></td><td></td></tr>
<tr><td>259</td><td>12 nov. »</td><td>G</td><td>2800</td><td>....</td><td>9 m.....</td><td>12 nov. »</td><td>........</td><td>21 nov.</td><td>1</td><td></td><td></td></tr>
<tr><td>260</td><td>16 nov. »</td><td>F</td><td>1870</td><td>....</td><td>7 m.....</td><td>........</td><td>........</td><td>21 nov.</td><td></td><td>1</td><td></td></tr>
<tr><td>261</td><td>13 nov. »</td><td>F</td><td>1800</td><td>....</td><td>8 m. 1...</td><td>13 nov. »</td><td>........</td><td>22 nov.</td><td></td><td>1</td><td></td></tr>
<tr><td>262</td><td>23 nov. »</td><td>G</td><td>2160</td><td>....</td><td>8 m.....</td><td>23 nov. »</td><td>........</td><td>28 nov.</td><td>1</td><td></td><td></td></tr>
<tr><td>263</td><td>1er déc. »</td><td>F</td><td>1530</td><td>....</td><td>9 m.....</td><td>1er déc. »</td><td>........</td><td>6 déc.</td><td></td><td>1</td><td></td></tr>
<tr><td>263</td><td>1er déc. »</td><td>F</td><td>1600</td><td>....</td><td>9 m.....</td><td>1er déc. »</td><td>........</td><td>7 déc.</td><td></td><td>1</td><td></td></tr>
<tr><td>264</td><td>1er déc. »</td><td>G</td><td>1480</td><td>....</td><td>7 m.....</td><td>........</td><td>........</td><td>5 déc.</td><td></td><td>1</td><td></td></tr>
<tr><td>265</td><td>29 nov. »</td><td>F</td><td>1730</td><td>....</td><td>6 m. 2...</td><td>........</td><td>Faiblesse congénitale.</td><td>13 déc.</td><td>1</td><td></td><td></td></tr>
<tr><td>266</td><td>28 nov. »</td><td>F</td><td>2400</td><td>....</td><td>8 m. 2...</td><td>28 nov. »</td><td>........</td><td>9 déc.</td><td>1</td><td></td><td></td></tr>
<tr><td>267</td><td>6 déc. »</td><td>G</td><td>1920</td><td>....</td><td>7 m.....</td><td>6 déc. »</td><td>Faiblesse congénitale.</td><td>16 déc.</td><td></td><td>1</td><td></td></tr>
<tr><td>268</td><td>12 déc. »</td><td>F</td><td>2020</td><td>....</td><td>8 m. 2...</td><td>13 déc. »</td><td>Faiblesse congénitale.</td><td>16 déc.</td><td>1</td><td></td><td></td></tr>
<tr><td>269</td><td>10 déc. »</td><td>G</td><td>3190</td><td>....</td><td>8 m. 3...</td><td>10 déc. »</td><td>Convulsions........</td><td>20 déc.</td><td>1</td><td></td><td></td></tr>
<tr><td>270</td><td>15 déc. »</td><td>G</td><td>2180</td><td>....</td><td>8 m. 1...</td><td>15 déc. »</td><td>Faiblesse congénitale.</td><td>27 déc.</td><td>1</td><td></td><td></td></tr>
<tr><td>271</td><td>17 déc. »</td><td>G</td><td>2410</td><td>....</td><td>8 m. 2...</td><td>17 déc. »</td><td>Faiblesse congénitale.</td><td>21 déc.</td><td></td><td>1</td><td></td></tr>
<tr><td>272</td><td>9 déc. »</td><td>F</td><td>2350</td><td>....</td><td>9 m. 2...</td><td>9 déc. »</td><td>........</td><td>18 déc.</td><td>1</td><td></td><td></td></tr>
<tr><td>273</td><td>19 déc. »</td><td>G</td><td>3000</td><td>....</td><td>9 m.....</td><td>22 déc. »</td><td>........</td><td>24 déc.</td><td>1</td><td></td><td></td></tr>
<tr><td>274</td><td>25 déc. »</td><td>G</td><td>2650</td><td>....</td><td>8 m.....</td><td>25 déc. »</td><td>Faiblesse congénitale.</td><td>2 janv.</td><td>1</td><td></td><td></td></tr>
<tr><td>275</td><td>28 déc. »</td><td>F</td><td>2220</td><td>....</td><td>6 m.....</td><td>28 déc. »</td><td>Faiblesse congénitale.</td><td>1 janv.</td><td></td><td>1</td><td></td></tr>
<tr><td>278</td><td>6 janv. 85</td><td>G</td><td>2460</td><td>....</td><td>8 m. 2...</td><td>6 janv. 85</td><td>Faiblesse........</td><td>16 janv.</td><td>1</td><td></td><td></td></tr>
<tr><td>279</td><td>9 janv. »</td><td>G</td><td>2470</td><td>....</td><td>8 m. 2...</td><td>9 janv. »</td><td>Faiblesse........</td><td>24 janv.</td><td>1</td><td></td><td></td></tr>
<tr><td>280</td><td>14 janv. »</td><td>G</td><td>3230</td><td>....</td><td>8 m. 2...</td><td>14 janv. »</td><td>........</td><td>26 janv.</td><td>1</td><td></td><td></td></tr>
<tr><td>281</td><td>17 janv. »</td><td>G</td><td>2210</td><td>....</td><td>8 m.....</td><td>17 janv. »</td><td>........</td><td>24 janv.</td><td>1</td><td></td><td></td></tr>
<tr><td>282</td><td>18 janv. »</td><td>G</td><td>1550</td><td>....</td><td>7 m.....</td><td>18 janv. »</td><td>........</td><td>23 janv.</td><td></td><td>1</td><td></td></tr>
<tr><td>283</td><td>26 janv. »</td><td>F</td><td>1540</td><td>....</td><td>7 m.....</td><td>........</td><td>Faiblesse........</td><td>6 fév.</td><td>1</td><td></td><td></td></tr>
<tr><td>284</td><td>13 janv. »</td><td>F</td><td>2200</td><td>....</td><td>8 m.....</td><td>13 janv. »</td><td>........</td><td>22 janv.</td><td>1</td><td></td><td></td></tr>
<tr><td>285</td><td>17 janv. »</td><td>G</td><td>2000</td><td>....</td><td>8 m.....</td><td>17 janv. »</td><td>Faiblesse........</td><td>24 janv.</td><td>1</td><td></td><td></td></tr>
<tr><td>286</td><td>23 janv. »</td><td>G</td><td>2600</td><td>....</td><td>9 m.....</td><td>........</td><td>Faiblesse........</td><td>2 fév.</td><td>1</td><td></td><td></td></tr>
<tr><td>287</td><td>4 févr. »</td><td>F</td><td>2100</td><td>....</td><td>7 m. 3...</td><td>4 févr. »</td><td>........</td><td>13 fév.</td><td>1</td><td></td><td></td></tr>
<tr><td>288</td><td>23 janv. »</td><td>G</td><td>2600</td><td>....</td><td>8 m. 2...</td><td>........</td><td>........</td><td>........</td><td></td><td>1</td><td></td></tr>
<tr><td>289</td><td>13 févr. »</td><td>F</td><td>2000</td><td>....</td><td>8 m.....</td><td>........</td><td>........</td><td>........</td><td>1</td><td></td><td></td></tr>
<tr><td>290</td><td>17 févr. »</td><td>F</td><td>2140</td><td>....</td><td>7 m.....</td><td>17 févr. »</td><td>........</td><td>23 fév.</td><td>1</td><td></td><td></td></tr>
<tr><td>291</td><td>19 févr. »</td><td>F</td><td>2000</td><td>....</td><td>7 m. 3...</td><td>19 févr. »</td><td>........</td><td>........</td><td>1</td><td></td><td></td></tr>
<tr><td>292</td><td>25 févr. »</td><td>G</td><td>2500</td><td>....</td><td>8 m. 2...</td><td>25 févr. »</td><td>........</td><td>6 mars</td><td>1</td><td></td><td></td></tr>
<tr><td>293</td><td>28 févr. »</td><td>F</td><td>2360</td><td>....</td><td>8 m. 2...</td><td>28 févr. »</td><td>........</td><td>8 mars</td><td>1</td><td></td><td></td></tr>
<tr><td>294</td><td>........</td><td>F</td><td>2250</td><td>....</td><td>8 m.....</td><td>3 mars »</td><td>........</td><td>7 mars</td><td>1</td><td></td><td></td></tr>
<tr><td>295</td><td>12 mars »</td><td>G</td><td>2200</td><td>....</td><td>8 m.....</td><td>12 mars »</td><td>........</td><td>22 mars</td><td>1</td><td></td><td></td></tr>
<tr><td>296</td><td>17 mars »</td><td>F</td><td>2010</td><td>....</td><td>9 m.....</td><td>17 mars »</td><td>........</td><td>22 mars</td><td>1</td><td></td><td></td></tr>
</table>

N° d'ordre	ENFANT					ENTRÉE DANS LA COUVEUSE		SORTIE DE LA COUVEUSE				
	Naissance.	Sexe.	Poids. (Gr.)	1 ou 2	Terme.	Date.	Cause.	Date.	Résultat V.	Résultat M.	Causes de la mort.	Poids. (Gr.)
297	26 janv. 85	G	2300		7 m	26 janv. 85		3 fév.	1			2000
298	10 mars »	F	2320		8 m. 4	10 mars »	Faiblesse	20 mars	1			2260
299	10 mars »	F	2280		9 m	10 mars »	Faiblesse	20 mars	1			2170
300	13 mars »	G	2600		8 m. 2	13 mars »		21 mars		1		2040
301	26 mars »	G	1910		8 m	26 mars »	Faiblesse	8 avril	1			2025
302	20 mars »	F	2000		8 m	20 mars »	Faiblesse	23 mars		1		1800
303	29 mars »	G	2250		8 m. 2	29 mars »		6 avril	1			2160
304	2 août »	F	1900		8 m		Faiblesse	11 août	1			1910
305	11 août »	F	1520	1/2	6 m	11 août »	Avant terme	20 août	1			1380
305'	11 août »	F	1330	1/2	6 m		Avant terme	20 août	1			1200
306	19 août »	G	1850		7 m. 2	19 août »		30 août	1			1690
307	8 sept. »	F	2620		8 m. 2	8 sept. »	Faiblesse	17 sept.	1			2470
308	5 sept. »	G	1750	1/2	8 m	8 sept. »	Faiblesse	17 sept.	1			1750
308'	5 sept. »	F	1800	1/2	8 m	8 sept. »	Faiblesse	17 sept.	1			1710
309	23 sept. »	F	1320	1/2	6 m. 3	23 sept. »	Avant terme	6 oct.		1		1110
309'	21 sept. »	G	1820	1/2	6 m. 3	23 sept. »	Avant terme	3 oct.	1			1520
310	19 oct. »	F	2750		8 m. 2	24 oct. »	Sclérème	27 oct.	1			2620
311	31 oct. »	F	2920		9 m		Faiblesse	8 nov.	1			2900
312	31 oct. »	G	3870		9 m	31 oct. »	Ictère	9 nov.	1			3680
313	10 nov. »	G	2270		8 m. 2	11 nov. »	Sclérème	15 nov.	1			2050
314	3 nov. »	G	2650		7 m. 3	6 nov. »	Faiblesse congénitale	15 nov.	1			2750
315	5 nov. »	F	2860		9 m	5 nov. »		11 nov.	1			2520
316	6 nov. »	G	2850		8 m 2	6 nov. »		10 nov	1			2700
317	5 nov. »	F	2280		8 m	5 nov. »		13 nov.	1			2370
318	4 nov. »	G	3170		8 m. 3	4 nov. »		11 nov.	1			3090
319	25 oct »	F	3200		9 m	6 nov. »		17 nov.	1			2950
320	8 nov. »	G	2420		9 m	8 nov. »	Faiblesse congénitale	18 nov.	1			2710
321	8 nov. »	F	1820		7 m. 3	8 nov. »	Faiblesse congénitale	17 nov.	1			1680
322	9 nov. »	G	1900	1/2	8 m	9 nov. »	Faiblesse congénitale	21 nov.	1			2040
322'	9 nov. »	G	1990	1/2	8 m	9 nov. »		21 nov.	1			1900
323	15 nov. »	F	1900		7 m. 1/2	15 nov. »	Avant terme	21 nov.	1			1740
324	12 nov. »	G	2250		8 m 2	12 nov. »	Faiblesse	18 nov.	1			2080
325	26 nov. »	F	2360		8 m.	26 nov. »	Faiblesse	3 déc.	1			2210
326	21 nov. »	G	2150		8 m	21 nov. »	Faiblesse	30 nov.	1			2170
327	18 nov. »	F	2900		8 m. 1	18 nov. »	Faiblesse	4 déc.	1			2570
328	27 nov. »	G	2360		8 m	27 nov. »	Faiblesse	6 déc.	1			2340
329	29 nov. »	F	2280		8 m	29 nov. »	Cyanose	9 déc.	1			2130
330	4 déc. »	G	2400		8 m		Faiblesse congénitale	14 déc.	1			2220
331	5 déc. »	F	2700		8 m. 1	5 déc. »	Faiblesse congénitale	14 déc.	1			2520
332	6 déc. »	F	2900		8 m. 2		Sclérème	14 déc.	1			2880
333	9 déc. »	G	3030		8 m. 2	9 déc. »	Faiblesse	14 déc.	1			3000
334	10 déc. »	F	2350		8 m. 1	10 déc. »	Faiblesse congénitale	16 déc.	1			2420
335	9 déc. »	G	2990		8 m. 2	9 déc. »	Faiblesse congénitale	17 déc.	1			3100
336	14 nov. »	F	2800		8 m				1			»
337	18 déc. »	G	1560		7 m	18 déc. »	Faiblesse congénitale	21 déc.		1	Faibl. congén.	1390
338	11 déc. »	F	2650		9 m	11 déc. »	Faiblesse congénitale	22 déc.	1			3100
339	22 déc. »	F	2640		8 m	22 déc. »	Faiblesse congénitale	27 déc.	1			2500
340	13 déc. »	G	2140		7 m	13 déc. »	Faiblesse congénitale	24 déc.	1			2250
341	22 déc. »	F	2100		8 m. 2	22 déc. »		6 janv.	1			2350
342	2 janv. 86	G	2620		8 m	2 janv. »	Faiblesse congénitale	10 janv.	1			2490
343			1060	1/2	7 m. 1		Avant terme	6 janv.	1			1120
343'			1920	1/2	7 m. 1		Avant terme	6 janv.	1			1800
344	23 déc. »	G	2000		7 m	23 déc. »	Faiblesse congénitale	2 janv.	1			1750
345	16 déc. »	G	2020		7 m. 3	16 déc. »		25 déc.	1			1840
346	29 déc. »	F	2450		8 m	29 déc. »		5 janv.	1			2350
347	4 janv. 86	F	2360		8 m. 2		Faiblesse	13 janv.	1			2340
348	8 janv. »	G	2220		7 m. 2	8 janv. 86	Faiblesse	16 janv.	1			2420
349	9 janv. »	G	3020		9 m	12 janv. »		17 janv.	1			3020
350	10 janv. »	G	2650		9 m	10 janv. »		19 janv.	1			2520
351	11 janv. »	F	2450		8 m. 3	11 janv. »	Faiblesse congénitale	18 janv.	1			2190
352	12 janv. »	F	2140		7 m. 2	13 janv. »	Faiblesse congénitale	22 janv.	1			2170
353	10 janv. »	F	2280	1/2	8 m. 2		Faiblesse congénitale	22 janv.	1			2170
353'	10 janv. »	G	1560	1/2	8 m. 2		Pieds-bots. Faiblesse	23 janv.		1	K. sous-maxill.	1390
354	11 janv. »	G	2150		7 m. 2	13 janv. »		19 janv.	1			1980
355	12 janv. »	F	2600		8 m	12 janv. »	Faiblesse	20 janv.	1			2540
356	8 janv. »	F	2400		7 m. 1	8 janv. »		22 janv.	1			2500
357	20 janv. »	F	2650		8 m. 2		Sclérème	29 janv.	1			2590
358	18 janv. »	G	2530		9 m	18 janv. »	Faiblesse	28 janv.	1			2900
359	16 janv. »	F	2850		7 m. 3	16 janv. »	Sclérème	28 janv.	1			2800
360	17 janv. »	F	2580		9 m		Faiblesse	26 janv.		1	Erysipèle	2450
361	18 janv. »	G	2960		9 m	18 janv. »	Faiblesse. Muguet	28 janv.	1			2760
362	17 janv. »	F	2840		9 m	17 janv. »	Faiblesse	27 janv.	1			2700
363	20 janv. »	G	2350			20 janv. »	Sclérème	28 janv.	1			2050
364	23 janv. »	F	2320		8 m		Faiblesse	31 janv.	1			2210
365	10 févr. »	G	2270		7 m		Faiblesse	15 fév.	1			2200
366	9 févr. »	F	3500		9 m		Syphilis	18 fév.	1			3670
367	26 janv. »	G	2650		8 m. 3	26 janv. »	Faiblesse congénitale	3 fév.	1			2580
368	4 févr. »	F	2620		9 m	4 févr. »	Faiblesse	11 fév.	1			2810
369	5 févr. »	F	2120		8 m. 2	5 févr	Faiblesse congénitale	8 fév.	1			2070
370	9 févr. »	F	2850		8 m	9 févr. »	Faiblesse congénitale	15 fév.	1			2750
371		F	2600				Sclérème	15 fév.	1			2530
372	8 févr. »	G	2450		8 m. 2	8 févr. »	Sclérème	16 fév.	1			2580
373	10 févr. »	F	2350		8 m	10 févr. »	Faiblesse	18 fév.	1			2250
374	12 févr. »	G	2500		8 m. 1	12 févr. »	Faiblesse congénitale	21 fév.	1			2450

<table>
<tr>
<th rowspan="3">N° d'ordre.</th>
<th colspan="5">ENFANT</th>
<th colspan="2">ENTRÉE DANS LA COUVEUSE</th>
<th colspan="5">SORTIE DE LA COUVEUSE</th>
</tr>
<tr>
<th rowspan="2">Naissance.</th>
<th rowspan="2">Sexe.</th>
<th rowspan="2">Poids.</th>
<th rowspan="2">1 ou 2</th>
<th rowspan="2">Terme.</th>
<th rowspan="2">Date.</th>
<th rowspan="2">Cause.</th>
<th rowspan="2">Date.</th>
<th colspan="2">Résultat</th>
<th rowspan="2">Causes de la mort.</th>
<th rowspan="2">Po</th>
</tr>
<tr><th>V.</th><th>M.</th></tr>

<tr><td>375</td><td>11 févr. 86</td><td>F</td><td>Gr 2080</td><td>1/2</td><td>7 m. 2...</td><td>11 févr. 86</td><td>Faibl. cong. Sclérème.</td><td>20 fév.</td><td>1</td><td>....</td><td>..............</td><td>18</td></tr>
<tr><td>375'</td><td>11 févr. »</td><td>G</td><td>2020</td><td>1/2</td><td>7 m. 2...</td><td>11 févr. »</td><td>Faibl. cong. Sclérème.</td><td>20 fév.</td><td>1</td><td>....</td><td>..............</td><td>19</td></tr>
<tr><td>376</td><td>10 févr. »</td><td>F</td><td>2500</td><td>....</td><td>8 m. 2...</td><td>10 févr. »</td><td>Faiblesse congénitale.</td><td>19 fév.</td><td>1</td><td>....</td><td>..............</td><td>24</td></tr>
<tr><td>377</td><td>18 févr. »</td><td>G</td><td>2650</td><td>....</td><td>8 m. 2...</td><td>18 févr. »</td><td>Faiblesse congénitale.</td><td>27 fév.</td><td>1</td><td>....</td><td>..............</td><td>25</td></tr>
<tr><td>378</td><td>25 janv. »</td><td>F</td><td>870</td><td>....</td><td>5 m. 3...</td><td>..........</td><td>Faiblesse..........</td><td>30 janv.</td><td>....</td><td>1</td><td>Faibl. congén.</td><td>8</td></tr>
<tr><td>379</td><td>28 janv. »</td><td>F</td><td>2350</td><td>....</td><td>8 m ...</td><td>28 janv. »</td><td>Sclérème..........</td><td>3 fév.</td><td>1</td><td>....</td><td></td><td>22</td></tr>
<tr><td>380</td><td>22 févr. »</td><td>F</td><td>1800</td><td>....</td><td>6 m. 2...</td><td>..........</td><td>Faiblesse ....</td><td>27 fév.</td><td>1</td><td>....</td><td>Mère passée en médecine ....</td><td>16</td></tr>

<tr><td>381</td><td>13 févr. »</td><td>F</td><td>2200</td><td>....</td><td>8 m.</td><td>13 févr. »</td><td>Faiblesse congénitale.</td><td>21 fév.</td><td>1</td><td>....</td><td></td><td>18</td></tr>
<tr><td>382</td><td>18 févr. »</td><td>F</td><td>2280</td><td>....</td><td>8 m. 2...</td><td>18 févr. »</td><td>Sclérème.</td><td>26 fév.</td><td>1</td><td>....</td><td></td><td>21</td></tr>
<tr><td>383</td><td>15 janv. »</td><td>F</td><td>2850</td><td>....</td><td>8 m. 2...</td><td>15 janv. »</td><td>Convulsions..........</td><td>2 fév.</td><td>....</td><td>1</td><td>Convulsions...</td><td>27</td></tr>
<tr><td>384</td><td>30 janv. »</td><td>G</td><td>2900</td><td>....</td><td>9 m</td><td>..........</td><td>Faiblesse congénitale.</td><td>6 fév.</td><td>1</td><td>....</td><td></td><td>26</td></tr>
<tr><td>385</td><td>27 janv. »</td><td>G</td><td>2350</td><td>....</td><td>8 m. 2...</td><td>..........</td><td>Faiblesse congénitale.</td><td>5 fév.</td><td>1</td><td>....</td><td></td><td>24</td></tr>
<tr><td>386</td><td>28 janv. »</td><td>F</td><td>2380</td><td>....</td><td>7 m. 3...</td><td>28 janv. »</td><td>Faiblesse congénitale.</td><td>7 fév.</td><td>1</td><td>....</td><td></td><td>24</td></tr>
<tr><td>387</td><td>28 janv. »</td><td>F</td><td>1600</td><td>....</td><td>7 m. 3...</td><td>28 janv.</td><td>Faiblesse</td><td>7 fév.</td><td>1</td><td>....</td><td></td><td>14</td></tr>
<tr><td>388</td><td>30 janv. »</td><td>F</td><td>2220</td><td>....</td><td>8 m</td><td>30 janv. »</td><td>Faiblesse congénitale.</td><td>7 fév.</td><td>1</td><td>....</td><td></td><td>22</td></tr>
<tr><td>389</td><td>1er févr. »</td><td>F</td><td>2240</td><td>....</td><td>8 m</td><td>..........</td><td>Faiblesse</td><td>10 fév.</td><td>1</td><td>....</td><td></td><td>23</td></tr>
<tr><td>390</td><td>3 févr. »</td><td>G</td><td>2350</td><td>....</td><td>8 m</td><td>3 févr. »</td><td>..........</td><td>11 fév.</td><td>1</td><td>....</td><td></td><td>25</td></tr>
<tr><td>391</td><td>4 févr. »</td><td>F</td><td>2650</td><td>....</td><td>9 m</td><td>4 févr. »</td><td>Faiblesse</td><td>12 fév.</td><td>1</td><td>....</td><td></td><td>238</td></tr>
<tr><td>392</td><td>5 févr. »</td><td>G</td><td>2550</td><td>....</td><td>8 m. 2...</td><td>5 févr. »</td><td>Faiblesse congénitale.</td><td>15 fév.</td><td>1</td><td>....</td><td></td><td>22</td></tr>
<tr><td>393</td><td>6 févr. »</td><td>G</td><td>2670</td><td>1/2</td><td>9 m</td><td>6 févr. »</td><td>Faiblesse</td><td>12 fév.</td><td>1</td><td>....</td><td></td><td>260</td></tr>
<tr><td>393'</td><td>6 févr. »</td><td>G</td><td>2700</td><td>1/2</td><td>9 m</td><td>6 févr. »</td><td>Faiblesse</td><td>12 fév.</td><td>1</td><td>....</td><td></td><td>260</td></tr>
<tr><td>394</td><td>7 févr. »</td><td>F</td><td>2650</td><td>....</td><td>9 m</td><td>7 févr. »</td><td>Faiblesse congénitale.</td><td>14 fév.</td><td>1</td><td>....</td><td></td><td>249</td></tr>
<tr><td>395</td><td>23 févr. »</td><td>F</td><td>2250</td><td>....</td><td>8 m</td><td>23 févr. »</td><td>Sclérème</td><td></td><td>1</td><td>....</td><td></td><td>»</td></tr>
<tr><td>396</td><td>18 févr. »</td><td>F</td><td>2200</td><td>....</td><td>6 m. 3...</td><td>..........</td><td>Faiblesse..........</td><td>26 fév.</td><td>1</td><td>....</td><td></td><td>204</td></tr>
<tr><td>397</td><td>25 févr. »</td><td>G</td><td>2900</td><td>....</td><td>8 m. 2...</td><td>27 févr. »</td><td>Faiblesse congénitale.</td><td>3 mars</td><td>1</td><td>....</td><td></td><td>256</td></tr>
<tr><td>398</td><td>18 févr. »</td><td>F</td><td>2140</td><td>....</td><td>8 m. 2...</td><td>18 févr. »</td><td>Sclérème..........</td><td>26 fév.</td><td>1</td><td>....</td><td></td><td>200</td></tr>
<tr><td>399</td><td>22 févr. »</td><td>G</td><td>2400</td><td>....</td><td>9 m</td><td>24 févr. »</td><td>Sclérème..........</td><td>26 fév.</td><td>1</td><td>....</td><td></td><td>235</td></tr>
<tr><td>400</td><td>14 déc. »</td><td>G</td><td>1350</td><td>....</td><td>6 m</td><td>14 déc. »</td><td>Abcès cervical; opthth. œdème généralisé; — anémie, néphrite, albuminurie..........</td><td>1er mars</td><td>....</td><td>1</td><td>Néphrite......</td><td>130</td></tr>

<tr><td>401</td><td>27 févr. »</td><td>G</td><td>2920</td><td>....</td><td>9 m</td><td>27 févr. »</td><td>Faiblesse congénitale.</td><td>7 mars</td><td>1</td><td>....</td><td></td><td>284</td></tr>
<tr><td>402</td><td>1er mars »</td><td>F</td><td>1540</td><td>1/2</td><td>6 m. 1...</td><td>1er mars »</td><td>..........</td><td>10 mars</td><td>....</td><td>1</td><td>Faibl. congén.</td><td>145</td></tr>
<tr><td>402'</td><td>»</td><td>F</td><td>1450</td><td>1/2</td><td>6 m. 1...</td><td>»</td><td>..........</td><td>6 mars</td><td>....</td><td>1</td><td>Erysipèle. ....</td><td>147</td></tr>
<tr><td>403</td><td>2 mars »</td><td>F</td><td>2270</td><td>....</td><td>8 m</td><td>..........</td><td>Faiblesse..........</td><td>11 mars</td><td>1</td><td>....</td><td></td><td>235</td></tr>
<tr><td>404</td><td>8 mars »</td><td>G</td><td>2580</td><td>....</td><td>8 m</td><td>8 mars »</td><td>Faiblesse congénitale.</td><td>10 mars</td><td>....</td><td>1</td><td></td><td>247</td></tr>
<tr><td>405</td><td>4 mars »</td><td>F</td><td>2100</td><td>....</td><td>8 m</td><td>1 mars »</td><td>Pemphigus syphilitiq. Faiblesse congénitale.</td><td>8 mars</td><td>....</td><td>1</td><td>Syph. hépat...</td><td>191</td></tr>
<tr><td>406</td><td>4 mars »</td><td>G</td><td>2420</td><td>....</td><td>8 m. 1...</td><td>..........</td><td>Faiblesse congénitale.</td><td>13 mars</td><td>1</td><td>....</td><td></td><td>240</td></tr>
<tr><td>407</td><td>4 mars »</td><td>G</td><td>2720</td><td>....</td><td>8 m. 2...</td><td>4 mars »</td><td>Faibl. cong. Sclérème.</td><td>11 mars</td><td>1</td><td>....</td><td></td><td>259</td></tr>
<tr><td>408</td><td>4 mars »</td><td>G</td><td>3100</td><td>....</td><td>9 m</td><td>9 mars »</td><td>Bronchite. Coryza....</td><td>13 mars</td><td>1</td><td>....</td><td></td><td>276</td></tr>
<tr><td>409</td><td>6 mars »</td><td>F</td><td>3300</td><td>....</td><td>9 m</td><td>9 mars »</td><td>Sclérème..........</td><td>13 mars</td><td>1</td><td>....</td><td></td><td>335</td></tr>
<tr><td>410</td><td>5 mars »</td><td>F</td><td>2300</td><td>....</td><td>8 m</td><td>5 mars »</td><td>Faiblesse..........</td><td>16 mars</td><td>1</td><td>....</td><td></td><td>203</td></tr>
<tr><td>411</td><td>8 mars »</td><td>F</td><td>2700</td><td>....</td><td>8 m. 2...</td><td>9 mars »</td><td>Faiblesse congénitale.</td><td>18 mars</td><td>1</td><td>....</td><td></td><td>253</td></tr>
<tr><td>412</td><td>11 mars »</td><td>G</td><td>3470</td><td>....</td><td>9 m</td><td>11 mars »</td><td>Sclérème..........</td><td>18 mars</td><td>....</td><td>1</td><td>Athrepsie.....</td><td>265</td></tr>
<tr><td>413</td><td>Enf. ville</td><td>...</td><td>....</td><td>....</td><td>..........</td><td>16 mars »</td><td>Faiblesse..........</td><td></td><td>1</td><td>....</td><td></td><td>»</td></tr>
<tr><td>414</td><td>11 mars »</td><td>F</td><td>3750</td><td>....</td><td>9 m</td><td>15 mars »</td><td>Sclérème..........</td><td>20 mars</td><td>1</td><td>....</td><td></td><td>334</td></tr>
<tr><td>415</td><td>13 mars »</td><td>G</td><td>2950</td><td>....</td><td>9 m</td><td>13 mars »</td><td>Faibl. cong. Sclérème.</td><td>18 mars</td><td>1</td><td>....</td><td></td><td>280</td></tr>
<tr><td>416</td><td>14 mars »</td><td>G</td><td>3630</td><td>1/2</td><td>9 m</td><td>14 mars »</td><td>..........</td><td>23 mars</td><td>1</td><td>....</td><td></td><td>342</td></tr>
<tr><td>416'</td><td>»</td><td>G</td><td>3200</td><td>1/2</td><td>9 m</td><td>14 mars »</td><td>..........</td><td>23 mars</td><td>1</td><td>....</td><td></td><td>291</td></tr>
<tr><td>417</td><td>15 mars »</td><td>G</td><td>2400</td><td>....</td><td>7 m. 3...</td><td>..........</td><td>Faiblesse congénitale.</td><td>23 mars</td><td>1</td><td>....</td><td></td><td>225</td></tr>
<tr><td>418</td><td>17 déc. »</td><td>F</td><td>2090</td><td>....</td><td>8 m</td><td>17 déc. »</td><td>Sclérème. Faiblesse.</td><td>10 mars</td><td>1</td><td>....</td><td></td><td>237</td></tr>
<tr><td>419</td><td>7 mars »</td><td>G</td><td>2540</td><td>....</td><td>8 m</td><td>7 mars »</td><td>Faiblesse..........</td><td>14 mars</td><td>....</td><td>1</td><td>Faiblesse ....</td><td>220</td></tr>
<tr><td>420</td><td>18 mars »</td><td>F</td><td>2470</td><td>....</td><td>8 m</td><td>18 mars »</td><td>Faiblesse..........</td><td>23 mars</td><td>1</td><td>....</td><td></td><td>232</td></tr>
<tr><td>421</td><td>22 mars »</td><td>G</td><td>2650</td><td>....</td><td>8 m</td><td>22 mars »</td><td>Faiblesse..........</td><td>29 mars</td><td>1</td><td>....</td><td></td><td>216</td></tr>
<tr><td>422</td><td>24 mars »</td><td>G</td><td>2350</td><td>....</td><td>8 m</td><td>24 mars »</td><td>Faiblesse. Sclérème..</td><td>31 mars</td><td>1</td><td>....</td><td></td><td>233</td></tr>
<tr><td>423</td><td>23 mars »</td><td>G</td><td>1490</td><td>....</td><td>7 m</td><td>23 mars »</td><td>Faiblesse..........</td><td>2 avril</td><td>1</td><td>....</td><td></td><td>140</td></tr>
<tr><td>424</td><td>24 févr. »</td><td>F</td><td>2650</td><td>....</td><td>9 m</td><td>..........</td><td>..........</td><td>30 mars</td><td>1</td><td>....</td><td></td><td>266</td></tr>
<tr><td>425</td><td>26 mars »</td><td>G</td><td>3020</td><td>....</td><td>9 m</td><td>26 mars »</td><td>..........</td><td>4 avril</td><td>1</td><td>....</td><td></td><td>261</td></tr>
<tr><td>426</td><td>27 mars »</td><td>G</td><td>2350</td><td>....</td><td>8 m</td><td>2 avril »</td><td>Sclérème..........</td><td>4 avril</td><td>1</td><td>....</td><td></td><td>230</td></tr>
<tr><td>428</td><td>27 mars »</td><td>G</td><td>2420</td><td>....</td><td>8 m</td><td>27 mars »</td><td>Faiblesse congénitale.</td><td>4 avril</td><td>1</td><td>....</td><td></td><td>241</td></tr>
<tr><td>429</td><td>28 mars »</td><td>G</td><td>2350</td><td>....</td><td>8 m</td><td>..........</td><td>Sclérème..........</td><td>3 avril</td><td>1</td><td>....</td><td></td><td>225</td></tr>
<tr><td>430</td><td>4 mars »</td><td>G</td><td>2450</td><td>....</td><td>9 m</td><td>..........</td><td>Faiblesse congénitale.</td><td>17 mars</td><td>1</td><td>....</td><td></td><td>249</td></tr>
<tr><td>431</td><td>18 mars »</td><td>G</td><td>2420</td><td>....</td><td>9 m</td><td>18 mars »</td><td>Faiblesse congénitale.</td><td>25 mars</td><td>1</td><td>....</td><td></td><td>224</td></tr>
<tr><td>432</td><td>3 avril »</td><td>G</td><td>2100</td><td>....</td><td>8 m</td><td>3 avril »</td><td>Faibl. cong Sclérème.</td><td>8 avril</td><td>1</td><td>....</td><td></td><td>195</td></tr>
<tr><td>433</td><td>1er avril »</td><td>F</td><td>2720</td><td>....</td><td>9 m</td><td>1er avril »</td><td>Faiblesse. Sclérème.</td><td>10 avril</td><td>1</td><td>....</td><td></td><td>240</td></tr>
<tr><td>434</td><td>2 avril »</td><td>G</td><td>2600</td><td>1/2</td><td>9 m</td><td>..........</td><td>..........</td><td>12 avril</td><td>1</td><td>....</td><td></td><td>261</td></tr>
<tr><td>434'</td><td>»</td><td>G</td><td>2300</td><td>1/2</td><td>9 m</td><td>..........</td><td>..........</td><td>12 avril</td><td>1</td><td>....</td><td></td><td>207</td></tr>
<tr><td>435</td><td>8 avril »</td><td>G</td><td>1220</td><td>....</td><td>7 m. 3...</td><td>8 avril »</td><td>Faiblesse..........</td><td>12 avril</td><td>....</td><td>1</td><td>Faibl. congén.</td><td>125</td></tr>
<tr><td>436</td><td>1er avril »</td><td>F</td><td>2500</td><td>....</td><td>8 m. 2...</td><td>..........</td><td>Faiblesse. Sclérème.</td><td>13 avril</td><td>1</td><td>....</td><td></td><td>245</td></tr>
<tr><td>437</td><td>6 avril »</td><td>G</td><td>1710</td><td>....</td><td>6 m. 1...</td><td>6 avril »</td><td>Faiblesse</td><td>15 avril</td><td>1</td><td>....</td><td></td><td>166</td></tr>
<tr><td>438</td><td>5 avril »</td><td>F</td><td>2260</td><td>....</td><td>8 m. 2...</td><td>5 avril »</td><td>Faiblesse</td><td>15 avril</td><td>1</td><td>....</td><td></td><td>219</td></tr>
<tr><td>439</td><td>..........</td><td>F</td><td>1220</td><td>1/2</td><td>7 m</td><td>..........</td><td>..........</td><td>15 avril</td><td>....</td><td>1</td><td>Faibl. congén.</td><td>123</td></tr>
<tr><td>439'</td><td>..........</td><td>F</td><td>1780</td><td>1/2</td><td></td><td>..........</td><td>..........</td><td></td><td>....</td><td>1</td><td>Faibl. congén.</td><td>»</td></tr>
<tr><td>440</td><td>5 avril »</td><td>G</td><td>3100</td><td>....</td><td>9 m</td><td>9 avril »</td><td>..........</td><td>13 avril</td><td>....</td><td>1</td><td>Athrepsie.....</td><td>210</td></tr>
<tr><td>441</td><td>12 avril »</td><td>G</td><td>2800</td><td>....</td><td>9 m</td><td>12 avril »</td><td>Sclérème,</td><td>15 avril</td><td>1</td><td>....</td><td></td><td>260</td></tr>
<tr><td>442</td><td>11 avril »</td><td>G</td><td>2360</td><td>....</td><td>7 m. 3...</td><td>11 avril »</td><td>Faiblesse congénitale.</td><td>17 avril</td><td>1</td><td>....</td><td></td><td>228</td></tr>
<tr><td>443</td><td>11 avril »</td><td>F</td><td>2300</td><td>....</td><td>8 m</td><td>11 avril »</td><td>..........</td><td>18 avril</td><td>1</td><td>....</td><td></td><td>241</td></tr>
<tr><td>444</td><td>19 mars »</td><td>G</td><td>1420</td><td>1/2</td><td>7 m</td><td>19 mars »</td><td>..........</td><td>3 avril</td><td>....</td><td>1</td><td>Faibl. congén.</td><td>113</td></tr>
<tr><td>444'</td><td>»</td><td>G</td><td>1780</td><td>1/2</td><td></td><td>»</td><td>..........</td><td>4 avril</td><td>....</td><td>1</td><td>Faibl. congén.</td><td>143</td></tr>
<tr><td>445</td><td>29 mars »</td><td>F</td><td>2750</td><td>....</td><td>8 m. 2...</td><td>2 avril »</td><td>..........</td><td>6 avril</td><td>1</td><td>....</td><td></td><td>255</td></tr>
<tr><td>446</td><td>26 mars »</td><td>F</td><td>1820</td><td>....</td><td>8 m. 2...</td><td>26 mars »</td><td>Faiblesse..........</td><td>29 mars</td><td>....</td><td>1</td><td>Faibl. congén.</td><td>172</td></tr>
<tr><td>447</td><td>11 avril »</td><td>F</td><td>2740</td><td>....</td><td>8 m. 2...</td><td>..........</td><td>Faiblesse congénitale.</td><td>21 avril</td><td>1</td><td>....</td><td></td><td>204</td></tr>
</table>

	ENFANT					ENTRÉE DANS LA COUVEUSE		SORTIE DE LA COUVEUSE				
	Naissance.	Sexe.	Poids (Gr.)	1 ou 2	Terme.	Date.	Cause.	Date.	Résultat. V.	Résultat. M.	Causes de la mort	Poids
48	13 avril 86	G	2600		8 m. 2	13 avril »		22 avril	1			2300
49	12 avril »	F	2650		8 m. 2	14 avril »		24 avril	1			2320
50	15 avril »	F	1650		8 m. 2	15 avril »	Faiblesse congénitale.	26 avril	1			1530
51	20 avril »	F	1880		7 m. 2	21 avril »	Avant terme	29 avril	1			1710
52	24 avril »	G	2770		8 m. 1	24 avril »	Faibl. cong. Scléréme.	30 avril	1			2300
53	20 avril »	F	3150		9 m	20 avril »	Scléreme	30 avril	1			2750
54	11 avril »	G	3010		9 m		Faibl. cong. Scléréme Hydrocéphale.	29 avril		1	Hydrocéphalie.	2700
55	24 avril »	G	2520		8 m		Faibl. cong. Scléréme.	1er mai.	1			2260
56	20 avril »	F	2300		8 m	20 avril »		5 mai.		1	Faibl. congén.	1600
57	29 avril »	G	3100		9 m			6 mai.	1			3420
58	26 avril »	F	2159		8 m		Faiblesse congénitale.	5 mai.	1			2110
59	30 avril »	F	2180		8 m. 2	30 avril »	Faiblesse congénitale	5 mai.	1			2020
60	27 avril »	G	2200		8 m. 2	30 avril »	Scléréme	7 mai.	1			2340
61	3 mai »	G	1810		8 m	3 mai »	Faiblesse congénitale.	8 mai.		1	Faibl. congén.	1640
62	10 mai »	G	2240		8 m	10 mai »		19 mai.		1	Faiblesse	1880
63	10 mai »	G	2150		8 m	10 mai »	Faiblesse congénitale.	20 mai.	1			2200
64	15 mai »	G	2250		8 m	15 mai »		17 mai.		1	Faibl. congén.	2200
65	10 mai »	G	2350		9 m	10 mai »		20 mai.	1			2060
66	12 mai »	G	3230		9 m	12 mai »	Faibl. cong. Scléréme.	22 mai.	1			3000
67	16 mai »	G	2120		8 m	16 mai »	Faiblesse congénitale.	23 mai.	1			2030
68	14 mai »	F	2500		8 m. 2	14 mai »		24 mai.	1			2200
69	17 mai »	F	2030		8 m	17 mai »	Faiblesse congénitale.	25 mai.	1			2030
70	20 mai »	F	2260		9 m	20 mai »	Faiblesse congénitale.	27 mai.	1			2450
71	25 mai »	G	2960		9 m	25 mai »		6 juin.		1	Entérite	2220
72	30 mai »	G	2300		8 m	30 mai »		17 juin.	1			1630
73	28 mai »	G	2850		9 m	28 mai »	Faiblesse congénitale.	3 juin.	1			3030
74	29 mai »	F	2400		9 m	29 mai »	Faiblesse congénitale.	7 juin.	1			2780
75	25 mai »	G	2930		9 m	25 mai »	Faiblesse congénitale.	6 juin.		1	Faibl. congén.	2220
76	2 juin »	G	1550		7 m	2 juin »	Faiblesse congénitale.	5 juin.		1	Faibl. congén.	1410
77	4 juin »	F	2680			5 juin »	Faiblesse congénitale.	13 juin.	1			2435
78	10 juin »	F	3080		9 m	10 juin »	Faiblesse congénitale.	21 juin.	1			3150
79	9 juin »	G	2470		7 m. 2			17 juin.	1			2220
80	10 juin »	F	2420		8 m. 2		Faiblesse congénitale.	22 juin.	1			2540
81	14 juin »	...	2540		8 m. 1	14 juin »	Faiblesse congénitale.	18 juin.	1			2460
82	17 juin »	G	2670		8 m	17 juin »	Faiblesse congénitale.	24 juin.	1			2500
83	15 juin »	G	2450		8 m	15 juin »	Faiblesse congénitale.	24 juin.	1			2280
84	17 juin »	F	2140		8 m	19 juin »		26 juin.	1			2330
85	13 juin »	...	2200		7 m	13 juin »	Avant terme	21 juin.	1			2030
86	25 juin »	G	1500		7 m	25 juin »	Faiblesse congénitale.	27 juin.		1	Faibl. congén.	1480
87	21 juin »	F	2230		8 m		Faiblesse	27 juin.	1			2120
88	.... »	...	1800		7 m. 1	23 juin »		29 juin.	1			2400
89	30 juin »	F	1800		7 m. 1	30 juin »		6 juill.	1			1600
90	29 mai »	F	1800	1/3	9 m	29 mai »		8 juin.		1	Faibl. congén.	1410
90'	»	G	2800	1/3	9 m	»		12 juin.	1			2520
90''	»	G	2320	1/3	9 m	»		29 juin.		1	Faibl. congén.	1550
91	5 juill. »	F	1100		6 m	5 juill. »		9 juill.		1	Faibl. congén.	970
92	.... »	...				10 juill. »	Faiblesse congénitale.	15 juill.	1			1820
93	14 juill. »	F	2300		8 m. 2	14 juill. »		25 juill.	1			1825
94	6 juill. »	F	2270	1/2	8 m. 2		Faiblesse	16 juill.	1			2240
94'	»	F	2030	1/2			Faiblesse	16 juill.	1			2010
95	12 juill. »	G	2420		8 m			20 juill.	1			2100
96	13 juill. »	F	2300		8 m. 1			20 juill.	1			2080
97	9 juill. »	F	1940		8 m			29 juill.		1	Faibl. congén.	1320
98	27 juill. »	F	1950		7 m. 2	27 juill. »	Avant terme	1er août	1			1780
99	25 juill. »	F	2470		8 m. 1		Faiblesse congénitale.	3 août.	1			2430
100	26 juill. »	G	1720		7 m	26 juill. »	Avant terme	4 août.	1			1500
101	11 août »	F	2530		9 m	11 août »	Scléréme	20 août.	1			2470
102	3 août »	F	2130		9 m	3 août »	Faiblesse	13 août.	1			2180
103	2 août »	F	1750		7 m. 3	2 août »	Avant terme	12 août.	1			1770
104	7 août »	G	2000		8 m	7 août »		16 août.	1			2170
104'	....	G	2170						1			2100
105	31 juill. »	G	2100		7 m. 2		Avant terme	9 août.		1	Faiblesse	1580
106	1er août »	F	2100		8 m	1er août »		12 août.		1	Faibl. congén.	1540
107	28 juill. »	F	2000		8 m. 1			8 août.	1			1780
108	28 juill. »	G	2420		7 m	28 juill. »	Avant terme	13 août.	1			1800
109	19 août »	G	1600		7 m. 2		Avant terme	2 sept.	1			1230
110	20 août »	F	1580		8 m. 2			30 août.	1			1380
111	31 août »	F	1950		8 m			6 sept.	1			1620
112	9 sept. »	F	2150		8 m	9 sept. »		18 sept.	1			2300
113	18 sept. »	G	2050		8 m. 2	18 sept. »		29 sept	1			1780
114	16 sept. »	G	2220		8 m. 2			29 sept.	1			1900
115	25 sept. »	G	2440		8 m. 2			4 sept.	1			2120
116	6 sept. »	F	1600		8 m. 2		Faiblesse congénitale.	16 sept.	1			1610
117	15 sept. »	G	2060	1/2	7 m. 2	15 sept. »		25 sept.	1			1930
117'	»	G	1760	1/2	7 m. 2	»		»	1			1660
118	20 sept. »	G	1430		7 m. 1		Avant terme	29 sept.	1			1400
119	30 sept. »	F	2250		8 m. 2			11 oct.	1			2210
120	27 sept. »	F	2050		8 m			6 oct.	1			1840
121	2 oct. »	G	1480		6 m. 2		Avant terme	11 oct.	1			1370
122	10 oct. »	G	2450		9 m			20 oct.	1			2450
123	20 oct. »	F	2350		8 m		Faiblesse congénitale.	29 oct.	1			2040
124	13 oct. »	F	1030		6 m. 2		Avant terme.	28 oct.		1	Faib. congén.	900
125	22 oct. »	G	3350		9 m		Dyspnée	1er nov.	1			3090

N° d'ordre	ENFANT					ENTRÉE DANS LA COUVEUSE		SORTIE DE LA COUVEUSE				
	Naissance	Sexe	Poids (Gr.)	1 ou 2	Terme	Date	Cause	Date	V.	M.	Causes de la mort	Po
526	18 oct. 86	G	1850	....	7 m	....	Faiblesse congénitale.	30 oct.	....	1	Faibl. congén.	14
527	23 oct. »	F	2200	....	7 m. 2...	23 oct. 86	Faibl. cong. Sclérème.	1ᵉʳ nov.	....	1	Faibl. congén.	17
528	21 sept. »	G	1030	....	6 m	21 sept. »	Avant terme..........	7 oct.	....	1	Faibl. congén.	9
529	23 oct. »	G	2050	....	7 m. 2...	....	Avant terme.	1ᵉʳ nov.	1	....	....	19
530	24 oct. »	G	2410	....	7 m. 2...	24 oct. »	Avant terme.	1ᵉʳ nov.	1	....	....	32
531	7 nov. »	G	2680	....	8 m. 1...	7 nov. »	....	15 nov.	1	....	....	27
532	12 nov. »	G	2700	....	9 m	12 nov. »	Faibl. cong. Sclérème.	23 nov.	1	....	....	20
533	5 nov. »	G	2000	1/2	7 m. 1/2.	5 nov. »	Faiblesse congénitale.	22 nov.	1	....	....	19
534	»	F	1780	1/2	7 m. 1/2.	5 nov. »	Faibl. cong. Fracture de l'humérus........	22 nov.	1	....	....	16
535	14 nov. »	F	2520	....	7 m. 1/2.	14 nov. »	Faiblesse congénitale.	27 nov.	....	1	Faibl. congén.	19
536	17 nov. »	F	1540	....	8 m	17 nov. »	Faiblesse congénitale.	27 nov.	1	....	....	14
537	15 nov. »	G	1730	....	7 m. 1/2.	15 nov. »	....	26 nov	....	1	Faibl. congén.	13
538	28 oct. »	F	1310	....	6 m	28 oct. »	Faiblesse congénitale.	14 nov.	....	1	Faiblesse.. ..	11
539	6 déc. »	G	2250	....	7 m. 3...	6 déc. »	Faiblesse congénitale.	12 déc.	1	....	....	21
540	2 déc. »	F	3880	....	9 m	4 déc. »	Coriza...............	9 déc.	1	....	....	35
541	8 déc. »	F	2400	....	8 m. 2...	....	Faibl. cong. Sclérème.	17 déc.	1	....	....	20
542	27 nov. »	F	1570	....	8 m	29 nov. »	Faiblesse congénitale.	15 déc.	1	....	....	16
542	9 déc. »	F	2450	....	8 m	9 déc. »	Faiblesse congénitale.	16 déc.	1	....	....	20
544	1ᵉʳ déc. »	G	3150	....	9 m	3 déc. »	Ictère. Syphilis.......	3 déc.	....	1	Syphilis	20
545	29 nov. »	G	2580	....	9 m	....	Faibl. cong. Sclérème.	17 déc.	1	....	....	19
546	9 déc. »	G	2470	....	7 m. 1/2.	9 déc. »	....	18 déc.	1	....	....	25
547	8 déc. »	F	2470	....	8 m	8 déc. »	Faiblesse congénitale.	18 déc.	1	....	....	19
548	5 déc. »	F	2250	....	8 m	....	Faibl. cong. Sclérème.	15 déc.	1	....	....	21
549	11 déc. »	G	2320	....	9 m	12 déc. »	Faiblesse congénitale.	20 déc.	1	....	....	21
550	4 déc. »	G	2950	....	....	4 déc. »	Faiblesse congénitale.	21 déc.	....	1	Faibl. congén.	19
551	6 déc. »	F	2130	....	8 m	....	Faiblesse congénitale.	20 déc.	1	....	....	24
552	10 déc. »	F	2290	....	8 m. 1/2.	13 déc. »	Faibl. cong. Sclérème.	21 déc.	1	....	....	20
553	7 déc. »	G	2500	....	8 m. 3...	10 déc. »	Faiblesse congénitale.	16 déc.	1	....	....	21
554	15 déc. »	G	2300	....	8 m. 3...	17 déc. »	Faibl. cong. Sclérème.	25 déc.	1	....	....	21
551	24 déc. »	G	2750	....	9 m	22 déc. »	Faiblesse congénitale.	25 déc.	1	....	....	26
555	5 déc. »	F	2010	....	8 m	5 déc. »	Faiblesse congénitale.	16 déc.	1	....	....	230
556	13 déc. »	G	1830	....	8 m	13 déc. »	Faiblesse congénitale.	23 déc.	1	....	Passé en méd.	15
557	12 déc. »	G	2826	....	8 m	14 déc. »	Faibl. cong. Sclérème.	27 déc.	1	....	....	29
558	21 déc. »	G	2520	....	8 m. 1/2.	21 déc. »	Faiblesse congénitale.	29 déc.	1	....	....	26
559	20 déc. »	F	3180	....	8 m. 1/2.	....	Faiblesse congénitale.	29 déc.	1	....	....	31
560	20 déc. »	F	2510	....	8 m. 1/2.	20 déc. »	....	29 déc.	1	....	....	248
561	25 déc. »	F	2800	....	9 m	27 déc. »	Faiblesse congénitale.	30 déc.	1	....	....	25
562	21 déc. »	G	2650	....	8 m	21 déc. »	Faiblesse congénitale.	29 déc.	1	....	....	26
563	23 déc. »	F	2630	....	8 m. 1...	24 déc. »	Faiblesse congénitale.	31 déc.	1	....	....	245
564	24 déc. »	G	2050	....	8 m	....	Faiblesse congénitale.	1ᵉʳ janv.	1	....	....	183
565	24 déc. »	F	2950	....	8 m	24 déc. »	Faiblesse congénitale.	1ᵉʳ janv.	1	....	....	290
566	23 déc. »	F	2570	....	8 m	23 déc. »	Faiblesse congénitale.	3 janv.	1	....	....	245
567	22 déc. »	F	1910	....	9 m	22 déc. »	Faiblesse congénitale.	3 janv.	1	....	....	182
568	26 déc. »	G	2150	....	7 m. 1/2.	26 déc. »	Faiblesse congénitale,.	5 janv.	1	....	....	222
569	24 déc. »	G	2900	....	9 m	2 janv. »	....	4 janv.	....	1	Opht. Entérite.	210
570	29 déc. »	G	2900	....	9 m	29 déc. »	Sclérème............	6 janv.	1	....	....	272
571	2 janv. »	G	2250	....	8 m	2 janv. »	Faiblesse congénitale.	12 janv.	1	....	....	240
572	4 janv. »	F	2700	....	8 m. 1/2.	4 janv. »	Faiblesse congénitale.	13 janv.	1	....	....	260
573	4 janv. »	G	2420	....	8 m. 1...	....	Faiblesse congénitale.	10 janv.	....	1	Entérite.	185
574	22 déc. »	G	3730	....	9 m	22 déc. »	....	13 janv.	1	....	....	350
575	4 janv. »	...	1250	....	6 m	....	Faiblesse congénitale.	12 janv.	....	1	Entérite. Faibl	130
576	26 déc. »	G	2730	....	8 m. 1/2.	26 déc. »	Faiblesse congénitale.	14 janv.	1	....	....	277
577	17 déc. »	F	2625	....	8 m. 1/2.	....	Faiblesse congénitale.	24 janv.	1	....	....	230
578	4 janv. »	G	2650	....	8 m	4 janv. »	Faiblesse congénitale.	13 janv.	1	....	....	291

Ce tableau contient en réalité 608 observations à cause des 30 chiffres' ou '' qu'il renferme.

CHAPITRE III

Il ne suffit pas de réchauffer artificiellement les prématurés, il est souvent nécessaire aussi de les alimenter, car ils
sont trop faibles pour prendre le sein et se nourrir d'eux-
mêmes. D'ailleurs ils ne supportent pas la faim mieux que
les enfants nés à terme ; et si le plus grand nombre d'entre
eux ne tettent pas pendant les premiers jours de la vie, s'il
se passe même des semaines, pour beaucoup d'entre eux,
avant qu'ils puissent prendre le sein, c'est que la plupart,
et même les plus vigoureux se fatiguent très vite dans ces
conditions. En outre, ils n'absorbent à chaque tétée qu'une
très petite quantité de lait, environ 5 à 10 grammes. Il est
donc indiqué de leur faciliter une tâche pour laquelle ils sont
la plupart du temps insuffisants.

Il importe, en tout état de cause, de choisir une nourrice
qui n'ait point les mamelons trop rigides et de la glande
mammaire de laquelle le lait puisse s'écouler facilement. Le
cas échéant, on pourrait aussi exprimer le lait de la nourrice
dans une cuiller dont on ferait absorber le contenu à l'enfant.
La quantité prise par lui sera, du reste, variable selon son
terme et selon l'intervalle de ces tétées médiates. Pour un
jeune prématuré, pour un enfant de six mois, par exemple,
10 et même 8 grammes de lait suffiront à constituer un repas.

étant donnée la petite capacité de l'estomac, qui représente seulement alors, ainsi qu'on peut s'en assurer dans les autopsies, un léger renflement du tube digestif.

Par contre, il sera nécessaire de répéter fréquemment les séances, et **M.** le professeur Tarnier recommande de faire prendre aux enfants, dans ces conditions, un repas par heure pendant le jour et toutes les deux ou trois heures pendant la nuit (1).

Plus tard et successivement, la quantité de lait employée à chaque repas pourra être plus considérable (20 à 40 gr.) et celui-ci pourra se faire à intervalles de plus en plus éloignés, toutes les deux ou trois heures pendant le jour, de quatre en quatre heures pendant la nuit.

En toutes circonstances, il faudra s'assurer que l'enfant, nourri au sein ou à la cuiller, avale bien la quantité de lait ingérée, et le mieux, pour ce faire, sera de peser l'enfant avant et après le repas. Il n'est pas rare de voir, en outre, des enfants, après avoir conservé le lait pendant un temps quelquefois assez long, le rejeter par un véritable mouvement de régurgitation. Le mieux, pour ne pas s'exposer à cet inconvénient, sera d'ausculter le glouglou œsophagien et de se rendre compte que le liquide absorbé arrive bien en réalité jusqu'à l'estomac.

Souvent le prématuré trop jeune se fatigue vite à exécuter le mouvement de déglutition nécessaire pour faire passer le lait de la cavité buccale dans le pharynx et dans l'œsophage. Il est alors nécessaire d'y faire arriver le liquide sans que le petit sujet lui-même soit appelé à faire aucun effort.

(1) Nous ne mentionnons même pas le biberon dont les avantages, au point de vue de la commodité qu'il présente pour la mère et la nourrice, sont trop largement compensés par les dangers qu'il offre pour l'enfant, en tant que milieu de culture favorable aux bactéries.

D'autre part, il est des enfants à terme qui ne peuvent téter par suite d'un vice de conformation congénital, un bec-de-lièvre (obs. 90, 147), par exemple, ou pour toute autre cause accidentelle, comme une brûlure de la bouche ou des lèvres (obs. 95 du tableau). Dans d'autres circonstances enfin, c'est pour éviter la transmission de la syphilis, de la diphtérie, etc., qu'on sera obligé d'abandonner l'allaitement direct pour se servir d'un intermédiaire entre le sein maternel et l'enfant.

Une première méthode consiste à placer sous une des narines du sujet une cuiller remplie de lait et à attendre ainsi un mouvement d'inspiration. A cet instant, le liquide est entraîné dans les narines, et le lait glisse le long du plancher des fosses nasales et tombe dans le pharynx, sans qu'il en résulte aucun trouble pour la fonction respiratoire.

M. le professeur Tarnier, qui tient ce procédé du professeur Lorain, à qui il fut d'ailleurs enseigné par un médecin étranger, au cours d'une de ses visites, alors qu'il était médecin à l'hôpital Saint-Antoine, M. le professeur Tarnier a employé ce procédé et a vu qu'effectivement on arrivait ainsi, avec un peu de patience, à faire absorber à l'enfant une quantité de lait suffisante.

On a essayé aussi la sonde œsophagienne introduite par les narines jusque dans l'œsophage. Mais la voie la plus large et la plus commode est, sans comparaison, la cavité buccale, et c'est en y faisant passer un tube de Faucher en miniature, proportionné à leur taille, qu'on pratique le gavage des nouveau-nés selon la méthode du professeur Tarnier employée à la Maternité depuis le 22 mars 1884.

Une sonde en caoutchouc rouge calibre 14 à 16, filière Charrière et un petit entonnoir gradué en verre, plus simplement encore un bout de sein en verre, constituent tout l'appareil instrumental. Sur la sonde, et à environ 15 centimètres de l'extrémité stomacale, se trouve placée une marque noire qui indique le point extrême jusqu'où doit être introduit le tube, car l'expérience a démontré (Tarnier) que 15 centimètres, et même 13 chez les petits enfants, étaient la longueur nécessaire pour que l'extrémité de la sonde affleurât dans

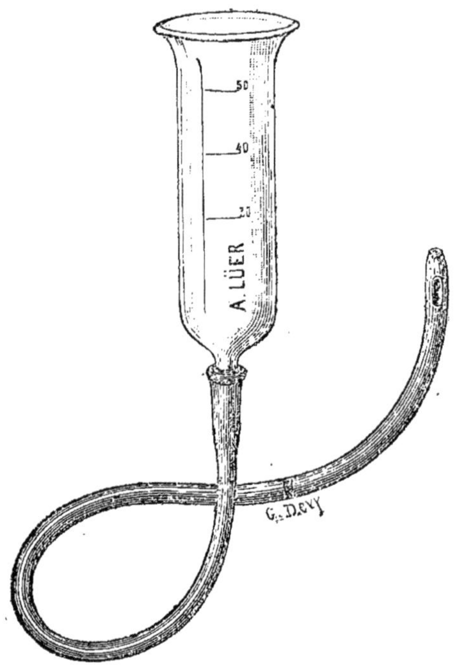

l'estomac. Il vaut mieux, bien qu'on ai dit, que le tube arrive jusque dans l'estomac. On évite ainsi les contractions de l'œsophage qui pourraient s'opposer à la progression du liquide et à son arrivée dans la cavité stomacale.

(1) Epstein, de Prague, avait employé le même appareil pour le lavage de l'estomac chez les enfants nouveau nés. *Arch. f. Kindkh.* 1883, Bd. IV, p. 325.

Quoi qu'il en soit, l'enfant emmailloté est retiré de son berceau ou de sa couveuse ; le tube, rendu aseptique et pour cela conservé dans l'intervalle des repas dans une solution d'acide borique à 4 p. 100, est introduit, plein d'eau ou de lait, mais surtout vide d'air. Une bonne précaution consistera à le plonger en entier dans du lait, de façon à lubréfier sa paroi et à rendre par conséquent son glissement plus facile. Cette introduction est toujours simple et ne s'accompagne pas, comme chez l'adulte, de spasmes gutturaux et nauséeux. Le cas échéant, on serait autorisé, du reste, à guider, comme pour l'insufflation, la sonde sur un doigt (index ou le cinquième) de la main gauche introduit comme conducteur jusqu'au niveau des cartilages aryténoïdes. La sonde est ainsi introduite jusqu'à l'affleurement du trait marqué avec les lèvres, puis l'enfant est relevé et maintenu assis.

Le petit récipient en verre (bout de sein en verre ou entonnoir gradué) est ensuite adapté au pavillon de la sonde en caoutchouc rouge (le mieux est, comme on le fait à la Maternité, de l'y laisser à demeure), et on mesure la quantité de lait nécessaire pour le repas. Puis, en élevant et abaissant successivement le récipient, on gradue la vitesse de chute du liquide, qui doit s'écouler lentement, maintenant parfois pendant quelques instants une pression assez élevée pour vaincre la contraction passagère de l'estomac ou de l'œsophage.

Le liquide employé sera, autant que possible, du lait de femme, et souvent pour le prématuré le lait d'une nourrice sera préférable à celui de la mère, car on observe fréquemment qu'après un accouchement dans ces circonstances la montée du lait ne s'exécute pas assez rapidement chez la mère et qu'il se passe quelques jours avant qu'il s'écoule autre chose que du colostrum par le mamelon. Le lait de la nourrice sera exprimé directement dans la cupule en verre qui termine l'appareil. Il sera bon, en outre, de choisir une nourrice ayant un lait un peu clair, car un lait épais pourrait être difficilement digéré.

Au défaut du lait de femme on aura du lait d'ânesse ou du lait de jument dont la constitution chimique se rapproche beaucoup, ainsi qu'on le sait, de celle du lait de femme. Le lait de vache est plus difficilement digestible pour l'enfant ; du reste, comme on peut s'en assurer à la simple vue, le coagulum est tout différent dans les deux cas. Il est à petits grains pressés dans le lait de femme, et au contraire les grains du caillot lacté de la vache sont à gros grains. Il est donc nécessaire de diluer ce lait qui de préférence aura été bouilli (1) avec de l'eau bouillie et très légèrement sucrée, 3 grammes de sucre par 100 grammes d'eau (Tarnier), et le professeur Tarnier conseille d'exécuter le coupage de la façon suivante :

Pour les enfants nés avant terme :

1re semaine,   1 partie de lait, 4 d'eau sucrée.
2e semaine,   1 partie de lait, 3 d'eau sucrée.
3e et 4e semaines, 1 partie de lait, 2 d'eau sucrée.
Après le 1er mois, 1 partie de lait, 1 d'eau sucrée.

Pour les enfants nés à terme, le coupage sera un peu différent.

1re semaine, 1 partie de lait, 3 d'eau sucrée.
2e semaine, 1 partie de lait, 2 d'eau sucrée.

Ensuite et jusqu'à la fin du deuxième mois, 1 partie de lait, 1 d'eau sucrée.

(1) L'expérience a montré que le lait bouilli, et surtout bouilli sous pression dans la marmite américaine, par exemple, était plus stable que le lait pur.

On ne donnera du lait pur, dans l'un et l'autre cas, qu'à partir de la fin du sixième mois.

Si on parcourt notre tableau résumé d'observations on verra que, dans bon nombre de cas, le gavage a été pratiqué avec un mélange de lait et de bouillon au tiers, à la moitié et même aux trois quarts.

Ce mélange a paru donner de bons résultats, peut-être en vertu des propriétés peptogènes du bouillon ; mais le nombre des observations est encore trop peu important pour qu'il soit possible d'en tirer des conclusions précises.

Après le gavage, il arrive parfois que l'enfant est pris de vomissements, ce qui peut tenir à une quantité trop considérable de lait ingéré ; on évitera facilement ce petit inconvénient en réglant le repas sur l'âge de l'enfant, comme nous l'avons indiqué. Il est plus habituel de voir ces vomissements de régurgitation disparaître au contraire avec l'emploi du gavage, car ce sont en réalité des vomissements par exagération ou insuffisance de contraction de la tunique musculaire de l'œsophage. Nous avons pris soin d'insister plus haut sur la nécessité qu'il y a à pratiquer cette petite opération, l'enfant étant assis. En ce faisant, la descente du lait se trouve favorisée par la pesanteur, et les vomissements seront par la même plus facilement évités.

« Avec des gavages trop copieux, il se produit un phénomène très curieux : l'enfant augmente rapidement de volume et de poids ; mais cette augmentation est due à un œdème considérable de tout le corps de l'enfant. Comme cet œdème disparaît avec une alimentation plus modérée, on peut l'expliquer par une hypernutrition. Mais au lieu de diminuer la quantité du liquide alimentaire, si on la maintenait et surtout si on l'augmentait, on ne tarderait pas à observer des indigestions, et les enfants succomberaient avec de la gastrite et de l'entérite : là est le danger le plus grand. Pour réussir, il faut que le lait soit donné en petite quantité à chaque repas, sauf à multiplier les repas.

Quand le gavage est bien dirigé, voici ce qu'on observe ordinairement : le lait introduit dans l'estomac n'est pas vomi ; les enfants le digèrent bien , les garde-robes sont jaunes, et ils augmentent de poids.

Lorsque le nouveau-né semble être un peu plus fort, on alterne le gavage avec l'allaitement au sein (gavage mixte). Quand l'enfant né avant terme est devenu assez fort, pour peu qu'il faiblisse et que la nutrition reste en souffrance, il devient utile, indépendamment des tétées, de le gaver encore trois ou quatre fois par jour ; c'est ce que Tarnier appelle le gavage de renfort, parce qu'il entretient chez l'enfant la vigueur nécessaire pour bien téter et bien digérer.

Avec ces différentes combinaisons, on peut arriver progressivement à la suppression du gavage, sauf à y revenir à la moindre apparition d'un trouble des fonctions digestives. » (Tarnier et Budin.)

RÉSULTATS DU GAVAGE

Le gavage, pratiqué dans, les conditions que nous venons d'indiquer, est absolument inoffensif pour l'enfant soumis à ce mode de traitement et, dans aucune des autopsies faites à la Maternité depuis l'emploi de la méthode, on n'a eu l'occasion de constater l'existence, au niveau des premières voies digestives, d'une lésion mécanique pouvant être attribuée à l'introduction ou au contact du tube nourricier.

L'entérite n'est notée que trois fois dans nos observations d'enfants gavés, comme cause de la mort chez des enfants de sept mois, sept mois trois semaines, enfin chez un enfant à terme mort avec des phénomènes d'athrepsie. Le gavage intelligemment fait ne constitue pas une cause prédisposante à l'inflammation du tube intestinal, comme on aurait pu le supposer tout d'abord. Cette entérite quand elle se produit ne présente d'ailleurs rien qui la distingue de l'entérite com mune. Les selles sont vertes. Nous n'avons point eu l'occasion de constater si elles renfermaient le microbe décrit par le professeur Damaschino et Clado. Nous n'avons non plus eu l'occasion d'observer de diarrhée grasse — celle-ci, décrite par Demme et Bredert, n'existerait d'ailleurs pas pour Tschernoff comme entité pathologique ; elle dépendrait uniquement de la quantité plus ou moins grande de lait rendue par les selles (1).

(1) Tschernoff, *Jahrb. f. Kinderheilkünde*, Bd., XXII, p. 1.

Cela nous amène à parler des accidents observés au cours du gavage. — Gaver un enfant ce n'est point le suralimenter, mais le nourrir artificiellement et suffisamment. En s'en tenant à la définition stricte du mot, en réglant l'alimentation sans l'exagérer, on évitera presque à coup sûr tout inconvénient pouvant résulter de l'emploi inconsidéré de la méthode.

L'œdème fugace et bénin dû à l'hypernutrition, signalé par M. le professeur Tarnier dans son Traité d'accouchement, qui est relevé quatre fois dans nos observations, ne doit pas être confondu avec l'œdème présenté par le n° 81 de notre tableau, lequel était dû à l'albuminurie et à une néphrite, ainsi que le démontra l'autopsie. Ce diagnostic avait pu d'ailleurs être porté d'une façon certaine pendant la vie, grâce à l'examen du sang fait par le professeur Hayem.

La diarrhée et les vomissements ont accompagné le gavage quatre fois également dans nos observations. Mais dans un nombre de cas plus considérable, par contre, on a pu voir ces symptômes pathologiques disparaître avec l'emploi du gavage. C'est ainsi que sept fois nous trouvons les vomissements notés comme indication du gavage.

Nous pouvons, du reste, résumer de la façon suivante ces indications :

Ne tétaient pas.	65	enfants.
Avaient des vomissements .	7	—
Bec-de-lièvre.	2	—
Syphilis buccale.	1	—
Brûlures à la bouche. . .	1	—
Causes indéterminées. . .	76	—
Total.	152	enfants.

Sur ces 152 observations, *56 enfants sont morts*, c'est-à-dire 36,8 p. 100.

3 morts par Entérite.
34   —   Faiblesse congénitale.
4   —   Athrepsie.
2   —   Hydrocéphalie.
2   —   Erysipèle.
2   —   Cyanose.
5   —   Causes diverses (œdème, sclérème, pneumonie, néphrite, convulsions).
4   —   Causes inconnues.

Suivant le terme ils peuvent être répartis de la façon suivante :

Terme.	Nombre des enfants.	Résultats.		
9 mois . . .	21 enf. gavés.	vivants 15	71.4	p. 100
— . . .	—	morts 6	28.6	
8 m. 1/2. . .	21 enf. gavés.	vivants 19	95.2	p. 100
— . . .	—	morts 2	4.8	
8 mois . . .	39 enf. gavés.	vivants 29	74.4	p. 100
— . . .	—	morts 10	25.6	
7 m. 1/2. . .	15 enf. gavés.	vivants 10	66.6	p. 100
— . . .	—	morts 5	33.3	
7 mois . . .	34 enf. gavés.	vivants 17	50	p. 100
— . . .	—	morts 17	50	
6 m. 1/2. . .	9 enf. gavés.	vivants 3	33.3	p. 100
— . . .	—	morts 6	66.6	
6 mois . . .	13 enf. gavés.	vivants 3	23.	p. 100
— . . .	—	morts 10	77	

62 enfants ont été gavés avec un *mélange de lait et de bouillon*. Les résultats sont les suivants :

Terme.	Nombre des enfants.	Résultats.	
9 mois	9	vivants	5
—		morts	4
8 mois 1/2	9	vivants	8
—		mort	1

Terme.	Nombre des enfants.	Résultats.	
8 mois	16	vivants	10
—		morts	6
7 mois 1/2	5	vivants	2
—		morts	3
7 mois	15	vivants	5
—		morts	10
6 mois 1/2	5	vivants	3
—		morts	2
6 mois	3	vivant	1
—		morts	2

Le nombre est du reste trop peu élevé, les conditions de temps en particulier trop différentes, pour que nous puissions en tirer des déductions hâtives. Néanmoins, jusqu'à présent, les résultats que la clinique avait montrés bons paraissent supérieurs à ceux fournis par le gavage simple.

Pour juger de la *combinaison du gavage et de la couveuse*, nous avons soigneusement rassemblé les observations où les deux méthodes avaient été employées. En voici le résultat :

Terme.	Nombre des enfants.	Résultats.		
9 mois	7 enf. gavés.	4 vivants	57.1 p. 100
—	—	3 morts	42.9 p. 100
8 m. 1/2	12 enf. gavés.	11 vivants	81.7 p. 100
—	—	1 mort	18.3 p. 100
8 mois	26 enf. gavés.	17 vivants	65.5 p. 100
—	—	9 morts	34.5 p. 100
7 m. 1/2	12 enf. gavés.	7 vivants	58.4 p. 100
—	—	5 morts	41.6 p. 100
7 mois	25 enf. gavés.	13 vivants	52 p. 100
—	—	12 morts	48 p. 100
6 m. 1/2	9 enf. gavés.	3 vivants	33.3 p. 100
—	—	6 morts	66.6 p. 100
6 mois	12 enf. gavés.	3 vivants	25 p. 100
—	—	9 morts	75 p. 100

Tous ces chiffres sont extraits du tableau que nous publions ici. Nous en avons aussi tiré dix des observations les plus intéressantes pour en tracer les diagrammes et montrer par la courbe des poids de l'enfant en traitement l'influence heureuse du gavage.

Gavage des nouveau-nés.

N°s d'ordre	ENFANT Naissance	Sexe	Poids (Gr.)	1 ou 2	Terme	GAVAGE Date	Poids (Gr.)	Cause	Durée	Mode	Observations	SORTIE Date	État V.	État M.	Cause de la mort	Poids (Gr.)
1			1650		7 m.		1640		1 j.					1		1620
2			1600		7		1560		1 j.					1		1600
3			2160		8		1910		2 j.					1		1910
4			2450		8 1/2		2500		1 j.				1			2550
5			3500		9		3200		2 j.				1			3350
6			3400		9		3310		1 j.				1			3450
7			2500		8 1/2		2070		2 j.				1			2180
8			2300		8		2270		2 j.				1			2320
9			1540		7		1540		2 j.				1			1570
10			1850		8		1610		7 j.				1			1790
11			2020		8		1830		2 j.				1			1930
12	11 oct. 1884				8.1		2510	Ne tette pas.	5 j.	Bouillon 1/3, lait d'ânesse 2/3.	Erythème, œdème, couveuse.	19 oct. 1884	1			2720
13	18 oct.	F			7 1/2		1900	Ne tette pas.	11 j.	Lait d'ânesse, bouillon, lait.	Couveuse	29 oct.		1	Congest. pulm. faiblesse cong.	1820
14	14 oct.	F.			8		2200	Ne tette pas.	2 j.	Bouillon, lait, nourrice.	Vomisséments, œdème.	22 oct.	1			2270
15	21 août	G.	1500		6.1	21 août	1500		13 j.	Lait, bouillon, lait d'ânesse.	Couveuse, gavé à trois reprises.	30 oct.	1			2250
16	1er oct.		2100		7	8 oct	1780		3 j.	Lait de vache, bouillon, lait d'ânesse.		11 oct.	1			2050
17	1er oct.		2100		7	22 oct.	1650		4 j.	Lait d'ânesse, bouillon, nourrice.	A été ramené par sa mère ; le même que celui du n° 16.	26 oct.		1	Convulsions.	1700
18	2 oct.	F.	3090		9	2 oct.	3090	Ne tette pas.	5 j.	Lait d'ânesse, mère.		7 oct.	1			3320
19	20 oct.	G.	2410		8 1/2	7 oct.	2440	Ne tette pas. syphilitique.	4 j.	Lait d'ânesse, mère, lait de vache, bouill.				1		2460
20	8 août		1390		7	10 août.	1390	Ne tette pas.	4 j.	Lait de nourrice, bouillon.	Couveuse.	14 août.		1	Mauvais état.	1260
21	16 sept.	F.	2730		8	28 sept.		Vomissements.	2 j.	Lait d'ânesse, bouillon.	Couveuse.		1			
22	19 sept.		2240	1/2	8 1/2	27 sept.	2050	Ne tette pas. muguet.	2 j.	Lait d'ânesse.	Couveuse.	2 oct.	1			2100
23	19 sept.		2070	1/2	8 1/2	28 sept.	1950	Ne tette pas.	1 j.	Lait d'ânesse.	Couveuse.	12 oct.	1			
24	23 juillet		1740	1/2	8 1/2	23 juill.	1740		18 j.	Lait de femme, bouillon, nourrice.	Couveuse.	10 août.	1			1600
25	26 oct				8 1/2		2420		2 j.	Lait d'ânesse 2/3, bouillon 1/3.	Couveuse.	31 oct.	1			2570
26	23 oct.	G.			8		2300		2 j.	Lait 2/3, bouillon 1/3.	Couveuse.	7 nov.	1			2230
27	26 oct.	G.			7	28 oct.	1770	Ne tette pas.	7 j.	Lait 2/3, bouillon 1/3.		3 nov.		1	Vom. de sang, faiblesse cong.	1730
28	28 oct.	F.			8	28 oct.	1900		3 j.	Lait 2/3, bouillon 1/3, allaitement direct.	Couveuse.	1er nov.	1			1750
29	30 oct	G.			8	31 oct.	1600		6 j.	Lait 2/3, bouillon 1/3, lait de nourrice, allaitement direct.	Couveuse.	10 nov.	1			1670
30	30 oct.	F.			8 1/2	31 oct.		Ne tette pas.	9 j.	Lait 2/3, bouillon 1/3, lait de nourrice, mère.		8 nov.	1			1830
31	10 nov.	G.			6 1/2		1620		4 j.	Lait 2/3, bouillon 1/3.	Couveuse	22 nov.	1			1950
32	4 nov.	G.		1/2	9		2360		8 j.	Lait 2/3, bouillon 1/3.	Couveuse	14 nov.	1			2200
33	8 nov.	F.			6 1/2		1400		5 j.	Bouillon 2/3, lait 1/3.	Couveuse	13 nov.		1		1300
34	12 nov.	F.	1800		8 1/2	14 nov.	1600	Ne tette pas.	5 j.	Bouillon 2/3, lait 1/3.	Couveuse	28 nov.		1	Pneumonie.	1680

N°	Date de naissance (1885)	Sexe	Poids		Mois	Date	Poids	État	Âge	Alimentation	Observations	Date	Guéris	Morts	Cause de la mort	Poids
40	4 janv.	G.			7		1600	Ne tette pas.	2 j.	Lait 1/2, bouillon 1/2	Couveuse. OEdème, sclérème	5 janv.		1	Faibl. congén.	1600
41	6 janv.	G.	2460		8	16 janv.	1940	Ne tette pas.	2 j.	Lait 1/2, bouillon 1/2, allaitement direct.	Couveuse. Entérite	17 janv.		1	Faibl. congén.	1910
42	15 janv.	G.	2850		8 1/2	17 janv.	2500	Ne tette pas.	2 j.	Lait 1/2, bouillon 1/2			1			3350
43	10 janv.	F.	3500		9	18 janv.	3200		3 j.	Lait 1/2, bouillon 1/2, allaitement direct.		20 janv.	1			3670
44	20 janv.	G.	3400		9	22 janv.	3310		2 j.	Lait 1/2, bouillon 1/2, allaitement direct		31 janv.	1			2180
45	24 janv.	G.	2500		8 1/2	27 janv.	2070		6 j.	Lait 1/2, bouillon 1/2, allaitement direct.		30 janv.	1			2000
46	26 janv.	G.	2300		8	26 janv.			11 j.	Lait 1/2, bouillon 1/2, allaitement direct.	OEdème, sclérème, cyanose, érythème.	3 févr.	1			
47	26 janv.	F.			7	26 janv.	1540	Ne tette pas.	1 j.	Lait 1/2, bouillon 1/2, allaitement direct.	Couveuse. Erythème	7 févr.	1			1560
48	26 janv.	F.	2210		8	29 janv.	2160			Lait 1/2, bouillon 1/2		3 févr.	1			2200
49	19 fév.	F.			7 1/2	24 fév.	1850	Ne tette pas.	3 j.	Lait 1/2, bouillon 1/2	Couveuse. Sclérème.	24 févr.	1			1900
50	18 fév.	G.	1380		7	20 fév.	1300	Ne tette pas.	10 j.	Lait 2/3, bouillon 1/3, allaitement direct.	Couveuse. Sclérème, vomissements.	2 mars.		1	Gastro-entérite	1200
51	19 mai.	F.			6.1	23 mai.	1100	Ne tette pas.	22 j.	Lait de nourrice.	Couveuse.	3 août.	1			1730
52	23 juin.	F.			6 1/2	24 juin.	1320	Ne tette pas.	10 j.	Lait d'ânesse.	Couveuse. Opthalmie grave.	14 juill.		1	Faibl. congén.	1310
53	8 juin.	F.		1/2	6	8 juin.	1105	Ne tette pas.	15 j.	Lait de femme.	Couveuse. Sclérème.	3 juill.		1	Faibl. congén.	1010
54	5 août.	F.		1/2	6 1/2	5 août.	1050	Ne tette pas.	2 j.	Lait de nourrice, lait d'ânesse.	Couveuse.	7 août.		1	Faibl. congén.	990
55	5 août.		1720		7	9 août.	1700		1 j.	Lait de nourrice.	Couveuse.	13 août.	1			1750
56	11 août.	F.		1/2	7	11 août.	1530	Ne tette pas.	9 j.	Lait d'ânesse.	Couveuse. Quelques vomissements.	20 août.	1			1380
57	11 août.	F.		1/2	7	11 août.	1330	Ne tette pas.	9 j.	Lait d'ânesse.	Couveuse.	20 août.	1			1200
58	8 juin.	F.		1/2	6	8 juin.	1080	Ne tette pas.	27 j.	Lait de nourrice.	Couveuse. Sclérème.	6 oct.		1	Erysipèle, troubles pulmon.	1560
59	27 août.	G.			9	29 août.	4070	Ne tette pas.	10 j.	Lait d'ânesse.		5 sept.	1			3930
60	1er sept.	G.	2080		8	5 sept.	2020		3 j.	Lait de nourrice.		8 sept.	1			2080
61	6 sept.	G.	1950		7 1/2	14 sept.	1610		2 j.	Lait de nourrice.		15 sept.	1			1690
62	13 sept.	G.	2350		8 1/2	15 sept.	2250		4 j.	Lait de nourrice.		19 sept.	1			2055
63	19 sept.	G.	1450		7	23 sept.	1370		3 j.	Lait de nourrice.	Couveuse	29 sept.		1	Faibl. congén.	1330
64	11 sept.	F.	2000	1/2	7	24 sept.	1720		5 j.	Lait de nourrice.		27 sept.	1			1640
65	23 sept.	F.	1240	1/2	7	28 sept.	1240	Tette mal.	8 j.	Lait de nourrice.	Couveuse.	6 oct.		1	Faibl. congén.	1110
66	26 oct.	G.			8	29 oct.	2450	Ne tette pas.	5 j.	Lait de nourrice.		2 nov.	1			2380
67					7	6 oct.	1630	Ne tette pas.	5 j.	Lait de nourrice.	Couveuse	11 oct.	1			1485
68	8 avril.	G.	1220		7.3	9 avril.	1220	Ne tette pas.	4 j.	Bouillon 3/4, lait d'ânesse, 1/1.	Couveuse.	12 avril.		1	Gastro-entérite, oedème.	1250
69	6 avril.	G.	1710		6.4	9 avril.	1600	Ne tette pas.	6 j.	Lait de nourrice, bouillon 3/4, lait d'ânesse 1/4.	Couveuse. Convulsions.	15 avril.	1			1635
70	12 avril.		1220	1/2	7	13 avril.	1220		3 j.	Bouillon 3/4, lait d'ânesse 1/4.	Couveuse.	16 avril.		1	Faibl. congén.	1230
71	4 déc.		2400		8	10 déc.	2250		3 j.	Lait de nourrice.		14 déc.	1			2220
72	5 déc.	F.			8 1	11 déc.	1670	Ne tette pas.	6 j.	Lait de nourrice.	Couveuse	17 déc.	1			1630
73	16 nov.		2680		8	17 nov.	2620		6 j.	Lait de nourrice.		24 nov.	1			2730
74	21 nov.		2690		8.1	28 nov.	2600		7 j.	Lait de nourrice.	Quelques vomissements	4 déc.	1			2570
75	13 déc.		2480		7 1/2	18 déc.	2330	Vomissements.	5 j.	Lait de sa mère.		22 déc.	1			2330
76	19 déc.		2020		7.3	24 déc.	1830	Vomissements.	3 j.	Lait de nourrice.	Couveuse.	26 déc.	1			1840
77	21 déc.		2150		7 1/2	24 déc.	2490	Vomissements.	4 j.	Lait de nourrice.		27 déc.	1			2170
78	23 déc.		2000		7	26 déc.	1870		6 j.	Lait de nourrice et allaitement direct.	Couveuse	2 janvier 1886	1			1750
79	22 déc.		2100		8 1/2	27 déc.	2020	Vomissements.	5 j.	Lait de nourrice et allaitement direct.	Couveuse. Gavage à deux reprises.	4 janvier	1			2040
80	29 déc.		1060		7.1	1 janv. 1886	1060		4 j.	Lait de nourrice.	Couveuse.	6 janvier	1			1120
81					6	14 déc. 1885	1350		41 j.	Lait de nourrice et allaitement direct.	Couveuse. Ophthalmie, otite à gauche, abcès du cou.	1er mars.		1	OEdème généralisé, albuminurie, allaitement direct dep. le 27 jan.	1300
82	1er mars 1886		1540	1/2	6.1	4 mars 1886	1440		6 j.	Lait de nourrice.	Couveuse.	10 mars.		1	Faibl. congén.	1440
83				1/2	6.1	1er mars.	1450		6 j.	Lait de nourrice.	Couveuse. Erysipèle.	6 mars.		1	Faibl. congén.	1470

Gavage des nouveau-nés (Suite).

N° d'ordre.	ENFANT					GAVAGE						SORTIE				
	Naissance.	Sexe.	Poids.	1 ou 2	Terme.	Date.	Poids.	Cause.	Durée.	Mode.	Observations.	Date.	État V.	État M.	Cause de la mort.	Poids.
			Gr.				Gr.									Gr.
84	……	..	….	….	8	17 déc. 1885	2090	…………	26 j.	Lait d'ânesse 1/2, eau distillée 1/2, lait de nourrice et allaitement direct.	Couveuse. Sclérème, ventre volumineux.	10 mars.	1	…	…………	2370
85	20 mars.	F.	1420	1/2	7	26 mars 1886	1240	…………	7 j.	Lait de nourrice et allaitement direct…	Couveuse. Gavage à deux reprises…..	3 avril.	…	1	Faibl. congén.	1135
86	20 mars	F.	1780	1/2	7	26 mars.	1670	…………	9 j.	Lait de sa mère et allaitement direct…	Couveuse……	4 avril.	…	1	Faibl. congén.	1430
87	12 avril.	F.	1220	1/2	7	13 avril.	1220	Vomissements.	3 j.	Bouillon 3/4, lait d'ânesse 1/4………	Couveuse……	16 avril.	…	1	Faibl. congén.	1230
88	13 avril.	..	2600	….	8 1/2	15 avril.	2400	Ne tette pas..	3 j.	Bouillon 3/4, lait d'ânesse 1/4………	……	20 avril.	1	…	…………	2100
89	12 avril.	..	2650	….	8 1/2	15 avril.	2350	Tette mal……	5 j.	Bouillon 3/4, lait d'ânesse 1/4, allaitement direct.	Couveuse……	…………	1	…	…………	….
90	25 avril.	F.	….	….	8.3	25 avril.	2260	Bec-de-lièvre.	11 j.	Bouillon 1/2, lait d'ânesse 1/2, allaitement direct, lait de nourrice.	Couveuse. Gavage à quatre reprises…	13 mai.	…	1	Athrepsie……	1800
91	20 avril.	..	1880	….	7 1/2	22 avril.	1860	…………	9 j.	Bouillon 1/2, lait d'ânesse 1/2………	Couveuse……	29 avril.	1	…	…………	1760
92	14 fév.	..	4570	….	6.3	18 fév.	4430	…………	4 j.	Lait de nourrice, allaitement direct…..	Couveuse……	18 mars.	…	1	Erysipèle……	….
93	11 avril.	..	3010	….	9	24 avril.	2080	Hydrocéphalie.	6 j.	Lait d'ânesse 3/4, bouillon 1/4………	…………	29 avril.	…	1	Hydrocéphalie. ponct. de 320 gr. deux jours avant la mort.	2650
94	20 avril.	F.	2300	….	8	25 avril.	2040	…………	5 j.	Lait d'ânesse 1/2, bouillon 1/2, lait de nourrice.	Couveuse……	6 mai.	…	1	Faibl. congén.	….
95	25 avril.	..	3740	….	9	28 avril.	3000	Ne tette pas, brûl. à la bouc. par de l'alcool.	4 j.	Lait d'ânesse 1/2, bouillon 1/2………	…………	1er mai.	1	…	…………	3000
96	16 mai.	F.	….	….	6.3	16 mai.	1550	Ne tette pas..	5 j.	Lait d'ânesse 1/2, bouillon 1/2………	Couveuse……	22 mai.	…	1	Faibl. congén.	….
97	15 mai.	F.	….	….	8	17 mai.	2250	…………	4 j.	Lait d'ânesse 1/2, bouillon 1/2………	Couveuse. ……	17 mai.	…	1	Faibl. congén.	2200
98	10 mai.	..	2150	….	8	15 mai.	2030	…………	5 j.	Lait d'ânesse 1/2, bouillon 1/2, allaitement direct, lait d'ânesse pur.	Couveuse. Muguet……	…………	1	…	…………	….
99	10 mai.	G.	2210	….	8	…………	1935	…………	……	Lait d'ânesse 1/2, bouillon 1/2, lait d'ânesse pur.	Couveuse. Muguet……	19 mai.	…	1	Athrepsie……	….
100	13 mai.	..	3600	….	9	23 mai.	2700	…………	4 j.	Lait d'ânesse 1/2, bouillon 1/2, lait de vache 1/3, bouillon 2/3.	Boit dans l'intervalle des tétées à trois reprises.	2 juin.	1	…	…………	2480
101	25 mai.	G.	2960	….	9	27 mai.	2800	…………	9 j.	Lait d'ânesse 1/2, bouillon 1/2………	…………	6 juin.	…	1	Gastro-entérite	2220
102	30 mai.	..	2300	….	8	6 juin.	1770	…………	12 j.	Lait de nourrice, allaitement direct…..	Couveuse. Abcès à l'ombilic, érysipèle.	17 juin.	1	…	…………	1630
103	30 mai.	F.	1800	1/3	9	5 juin.	1530	…………	4 j.	Lait d'ânesse 1/2, bouillon 1/2………	Couveuse. A pris du 1er au 5 juin du lait et du bouillon dans l'intervalle des tétées.	8 juin.	…	1	Faibl. congén.	1440
104	30 mai.	G.	2240	1/3	9	9 juin.	1900	Vomissements.	17 j.	Lait de nourrice et allaitement direct, lait d'ânesse pur.	Couveuse. Du 12 au 16 juin a bu dans l'intervalle des tétées.	29 juin.	…	1	Faibl. congén.	1550
105	………	..	….	….	7	2 juin.	1550	…………	4 j.	Lait d'ânesse 1/2, bouillon 1/2………	Couveuse. Boit……	15 juin	1	…	Faibl. congén.	1410
106	Enfant de	..	….	….	7	18 juin.	2130	…………	2 j.	Lait de nourrice………	Couveuse. Du 16 au 18 boit lait d'ânesse dans l'intervalle des tétées	21 juin.	1	…	…………	2030

N°	Date d'entrée	Sexe	Poids			Date	Poids		Âge	Alimentation	Traitement et observations	Date de sortie	Guéris	Morts	Cause de la mort	Poids
111	9 juill.	F.	1940		8	12 juill.	1655		16 j.	Lait de nourrice, lait d'ânesse pur, allaitem. direct, lait d'ânesse et bouillon.	Couveuse. Muguet.	29 juill.		1	Faibl. congén.	1320
112	25 juill.	..	2470		8.1	30 juill.	2300		5 j.	Lait de nourrice, lait d'ânesse et bouillon.	Couveuse.	3 août.	1			2430
113	26 juill.	..	1720		7	29 juill.	1570	Ne tette pas.	3 j.	Lait de nourrice, lait d'ânesse pur, allaitement direct.	Couveuse.	4 août.	1			1500
114	2 août.	..	1750		7.3	5 août.	1780	Ne tette pas.	3 j.	Lait de nourrice.	Couveuse.	12 août.	1			
115	31 juill.	G.			7 1/2	2 août.	1970	Ne tette pas.	7 j.	Lait de vache 1/3, bouillon 2/3, lait de nourrice, lait d'ânesse.	Couveuse. Gavage dans l'intervalle des tétées les 8 et 9 août.	9 août.		1	Athrepsie	1580
116	1er août.	F.	2200		8	5 août.	1830	Ne tette pas.	8 j.	Lait de nourrice.	Couveuse	12 août.		1	Faibl. congén.	1540
117	29 juill.	..	2010		7	4 août.	2010	Ne tette pas.	3 j.	Lait de nourrice, lait d'ânesse pur, allaitement direct.	Couveuse	13 août.	1			
118	29 juill.	..	2000		8.1	1er août.	1850		3 j.	Lait de femme, lait d'ânesse pur, allaitement direct.	Couveuse.	8 août.	1			
119	19 août.	G.			7 1/2	21 août.	1600	Ne tette pas.	9 j.	Lait d'ânesse pur, lait de femme, allaitement direct.	Couveuse.	2 sept.	1			
120	20 août.	F.			8 1/2	22 août.	1530	Ne tette pas.	8 j.	Lait de femme.	Couveuse.	30 août.	1			1380
121	31 août.	..	1950		8	2 sept.	1670	Ne tette pas.	2 j.	Lait de femme.	Couveuse.	6 sept.	1			
122	16 sept.	G.			8 1/2	17 sept.	2220	Ne tette pas.	3 j.	Lait de femme.	Couveuse.	20 sept.	1			
123	20 sept.	G.			7.1	22 sept.	1430	Ne tette pas.	6 j.	Lait de femme.	Couveuse.	29 sept.	1			
124	30 sept.	..	1880		8	5 sept	1800		2 j.	Lait de femme.	Couveuse.	6 sept.	1			1840
125	13 oct.	F.	1030		6 1/2	25 oct.	1350	Ne tette pas.	4 j.	Lait de femme.	Couveuse.	28 oct		1	Faibl. congén.	900
126	22 oct.	G.			9	22 oct.	3350		6 j.	Lait d'ânesse.		1er nov.	1			3090
127	18 oct.	G.	1850		7	19 oct.	1640	Ne tette pas.	4 j.	Lait d'ânesse, lait de femme.	Couveuse.	30 oct.		1	Faibl. congén.	1400
128	25 oct.	F.	2010		7 1/2	31 oct.	1800	Ne tette pas.	2 j.	Lait de femme.	Couveuse. Sclérème.	1er nov.		1	Faibl. congén.	1700
129	21 sept.	G.			6	21 sept	1030	Ne tette pas.	16 j.		Couveuse. Muguet.	7 oct.		1	Faibl. congén.	950
130	23 oct.	G.			7 1/2	21 oct.	2050	Ne tette pas.	8 j.	Lait de femme.	Couveuse. Sclérème.	1er nov.	1			1990
131	16 nov.	..	1730		7 1/2	19 nov.	1650	Ne tette pas.	8 j.	Lait de femme.	Couveuse	26 nov.		1	Cyanose.	1370
132	1er nov.	F.	1330		6	11 nov.	1140		4 j.	Lait de femme.	Couveuse	14 nov.		1	Faibl. congén.	1400
133	29 nov.	..	1570		8	30 nov.	1580		16 j.	Lait de femme et d'ânesse, allait. direct.	Couveuse	15 déc.	1			1660
134	29 nov.	G.			9	2 déc.	2320	Ne tette pas.	8 j.	Lait de femme.	Couveuse. Sclérème.	17 déc.	1			2090
135	9 déc.	G.			7 1/2	9 déc.	2170	Ne tette pas.	7 j.	Lait de femme.	Couveuse.	18 déc.	1			1950
136	4 déc.	G.	2950		9	16 déc.	2400		2 j.	Lait de femme et d'ânesse.	Couveuse.	21 déc.		1	Faibl. congén.	1920
137	7 déc.	..	2500		8.3	12 déc.	2330	Ne tette pas.	4 j.	Lait de femme.	Couveuse.	16 déc.	1			2490
138	13 déc.	..	1834		8	15 déc.	1800		8 j.		Couveuse.	23 déc.	1			1550
139	21 déc.	..	2050		8	24 déc.	1850	Ne tette pas.	3 j.	Lait de femme.	Couveuse.	1er janv. 1887	1			1830
140	4 janv. 1887	G.	2120		8.1	10 janv. 1887	1850	Ne tette pas.	1 j.	Lait de femme.	Couveuse. Sclérème.	10 janv.		1	Faibl. congén.	1850
141	22 déc. 1886	..	3730		9	6 janv.	3360	Ne tette pas.	6 j.	Lait de femme et lait d'ânesse.	Couveuse. Convulsions, abcès sous-maxillaires, diarrhée.	13 janv.	1			3305
142	4 janv. 1887	F.	1250		6	5 janv.	1230	Ne tette pas.	6 j.	Lait de femme.	Couveuse. Diarrhée.	12 janv.		1	Faibl. congén.	1300
143	7 janv.	..	2600		8.3	15 janv.	2290		1 j.	Lait de femme et d'ânesse.	Couveuse. Sclérème, diarrhée.	17 janv.	1			2470
144	11 janv.	..	2030		8	16 janv.	2300	Ne tette pas.	4 j.	Lait d'ânesse.	Couveuse.	23 janv.	1			2200
145	14 janv.	..	2530		8	19 janv.	2320	Ne tette pas.	4 j.	Lait de femme.	Couveuse. Sclérème.	22 janv.		1	Athrepsie.	1820
146	15 janv.	..	3500		9	19 janv.	3060	Ne tette pas.	8 j.	Lait de femme et d'ânesse.	Couveuse. Convulsions, paralysie du bras droit incomplète.	27 janv.	1			3100
147	4 sept. 1886	..	3230		9			Bec-de-lièvre.	18 j.	Lait de sa mère.	Couveuse (Dr Maygrier).	22 sept.	1			3450
148	7 sept.	F.	1830	1/2	8	9 oct. 86	1690		7 j.	Gavage mixte.	Couveuse (Id.).	18 oct.	1			1835
149	8 sept.	..	1840		7	6 nov.	1800		28 j.	Lait 2/3, bouillon 1/3.	Couveuse (Id.).	10 déc.	1			3000
150	15 nov.	..	2280		0	20 nov.	1925				Couveuse (Id.).	14 déc.	1			2020
151	11 sept.	..	1375		6.1				3 m. 26 j.	Lait, lait et bouillon, allaitement mixte.	Couveuse (Id.).	7 janvier 1887		1	Convulsions et hyp. encéph.	1980
152	16 mars	..	1650		6 1/2	16 mars	1680		16 j.	Gavage, gavage mixte.	Couveuse (Dr Pinard).	1er av. 86	1			1650

GAVAGE DES NOUVEAU-NÉS.

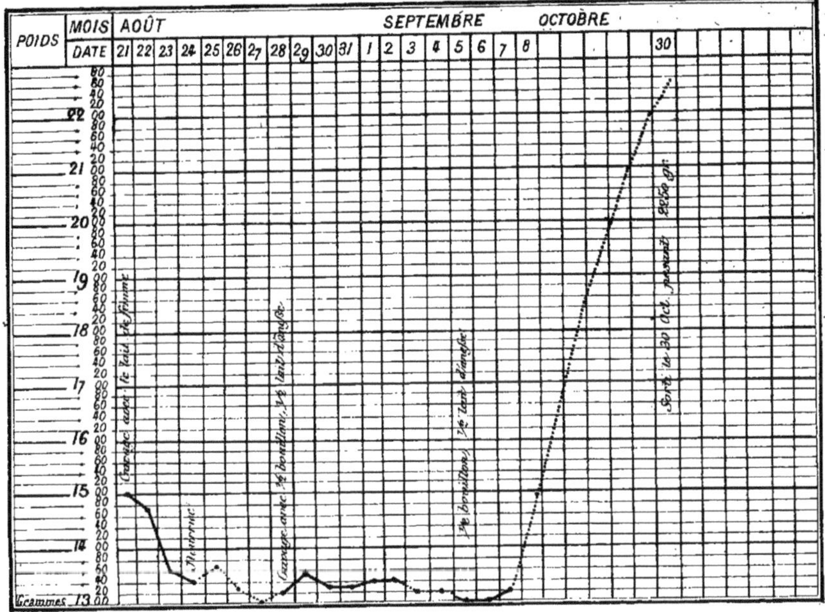

N° 15 .— Faiblesse congénitale (T. 6m.1s) Gavage à plusieurs reprises.

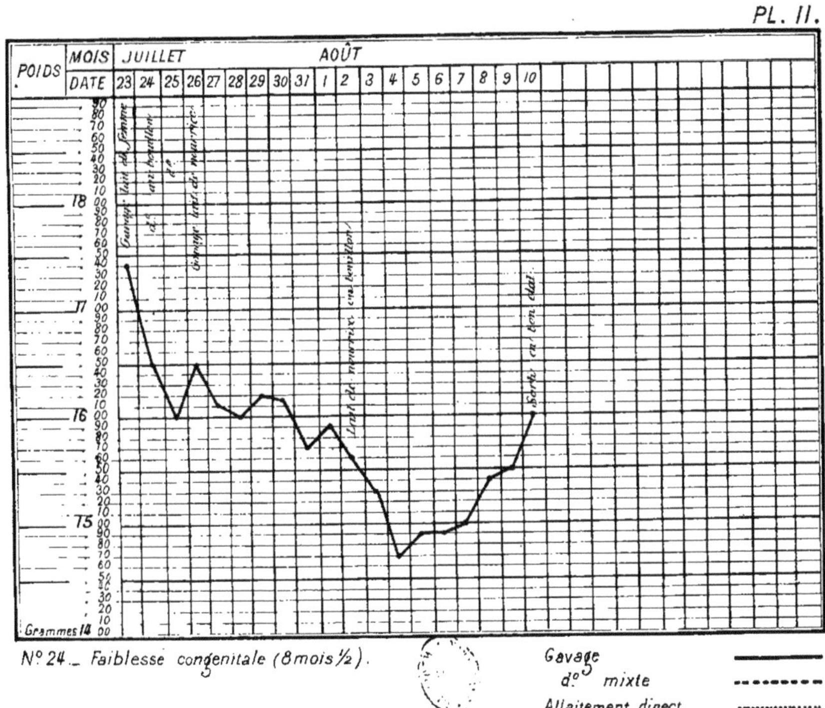

N° 24 .— Faiblesse congénitale (8 mois ½).

GAVAGE DES NOUVEAU · NÉS .

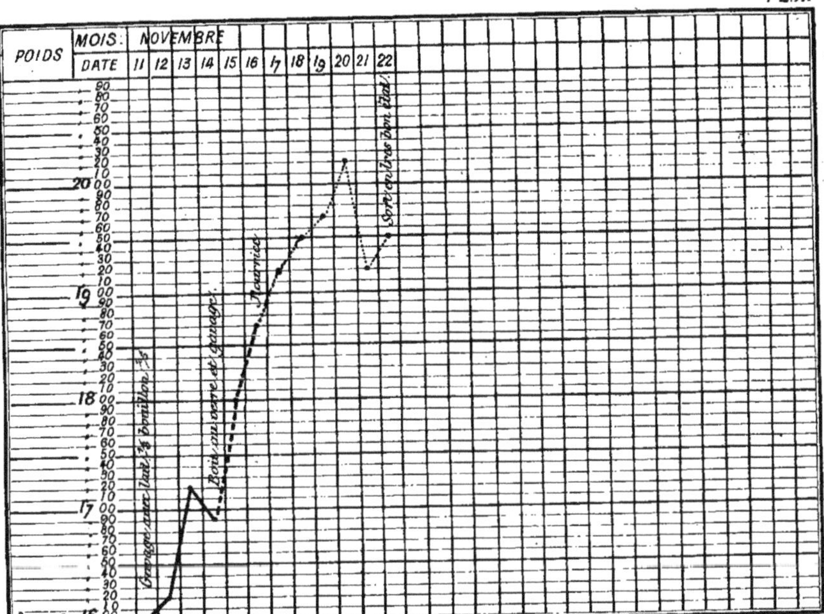

N.º 31._ Faiblesse congénitale (Terme 6 m ½)

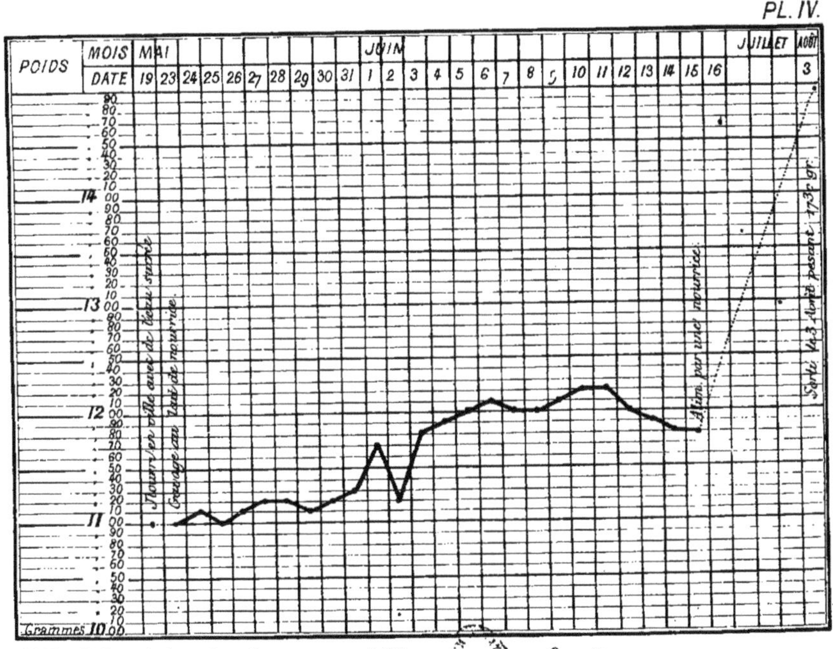

N.º 51._ Enfant de la ville ._ Gavage pour faiblesse
(terme 6 m. ½ s.)

Gavage
d.º mixte
Allaitement direct

Gavage des Nouveau-Nés

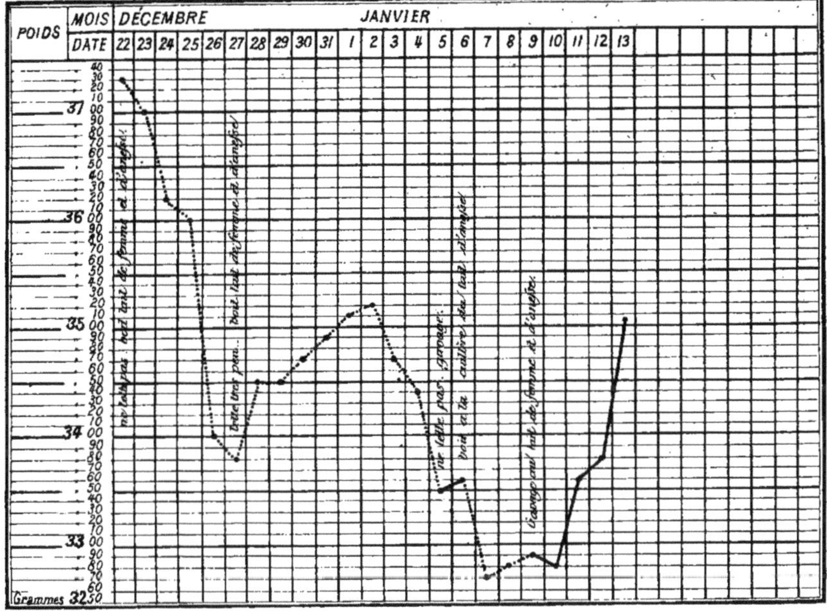

N° 141. _ Athrepsie.

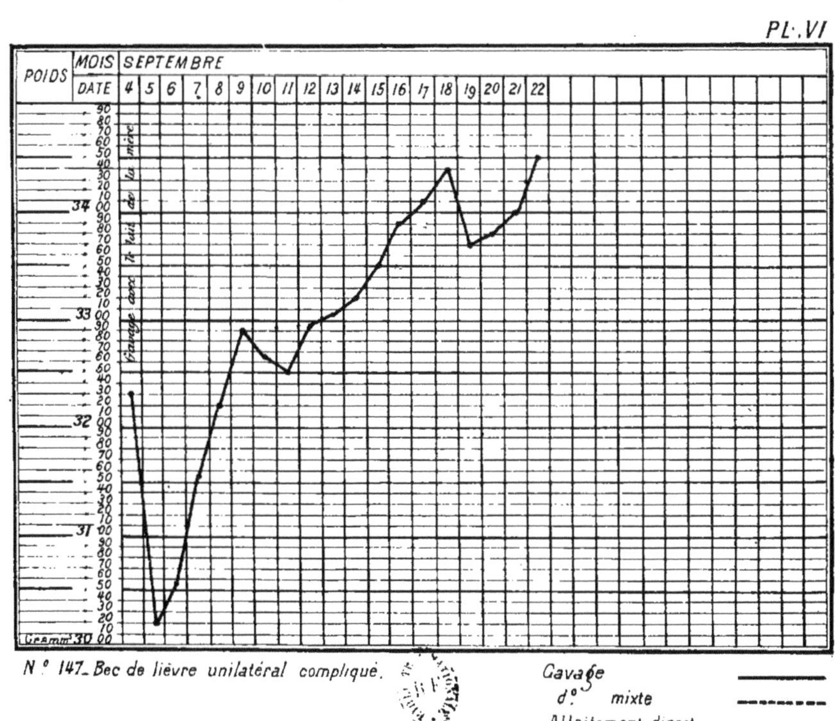

N° 147_ Bec de lièvre unilatéral compliqué.

Gavage

d°   mixte

Allaitement direct

PL.VII.

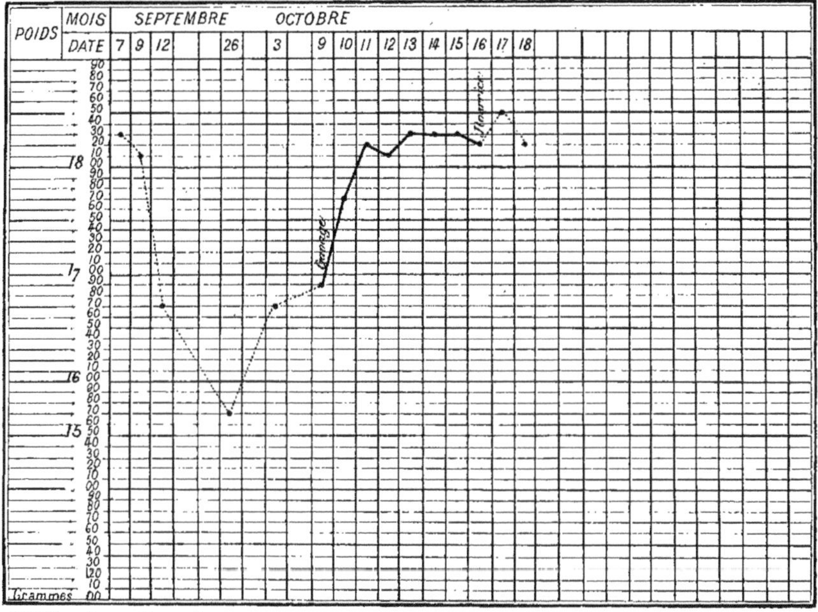

N°148.–Jumelle.– Gavage pour descente du poids initial.

PL.VIII.

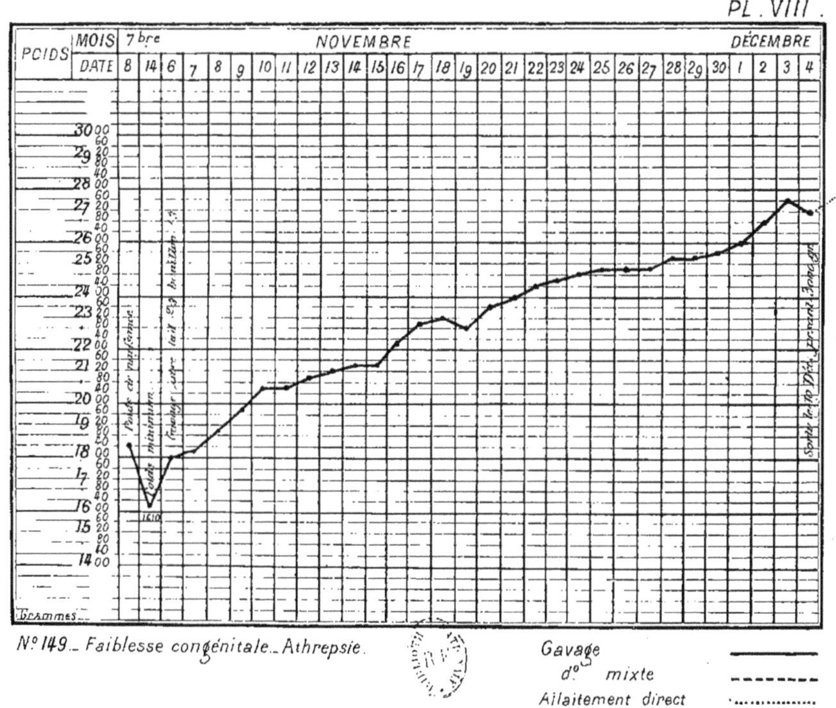

N°149.– Faiblesse congénitale.–Athrepsie.

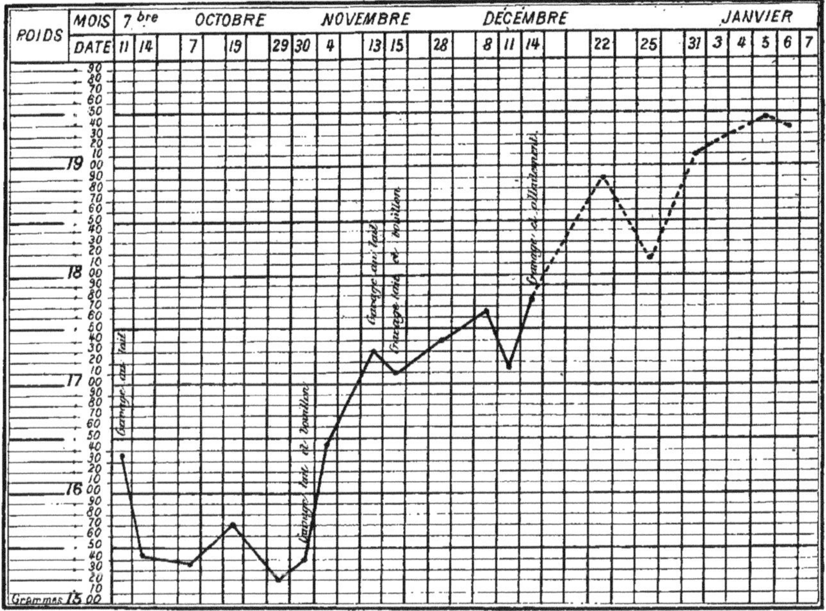

N.º 151 _ Faiblesse congénitale . Mort avec des phénomènes convulsifs _ à l'autopsie hypertrophie cérébrale .

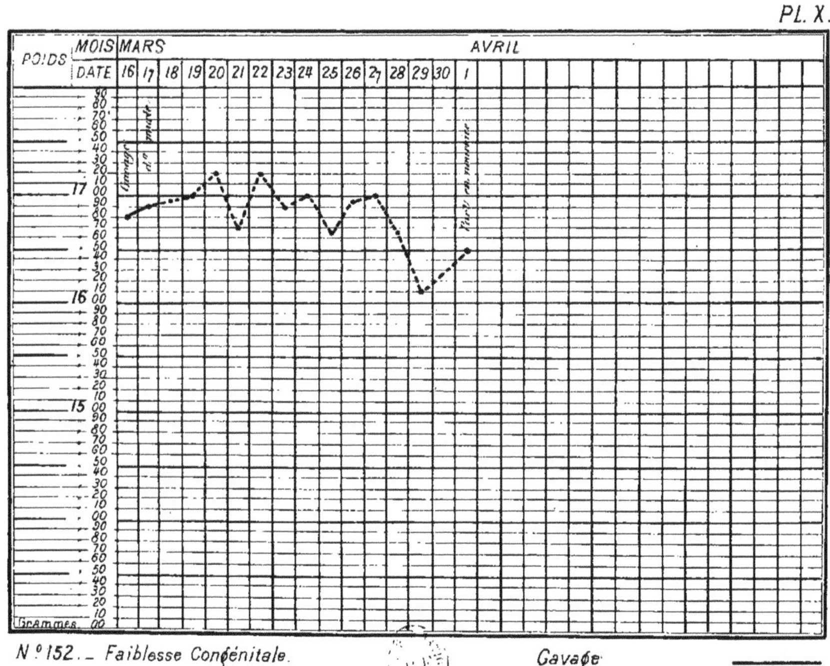

N.º 152 . _ Faiblesse Congénitale.

Gavage
d.º mixte
Allaitement direct

CONCLUSIONS GÉNÉRALES

L'enfant né avant terme et, d'une façon plus générale, l'enfant en état de faiblesse congénitale, est souvent hypothermique et s'alimente parfois avec la plus grande difficulté.

La couveuse est le meilleur agent contre l'hypothermie. On aura soin, d'ailleurs, d'en régler l'usage, de sorte que la température rectale de l'enfant, prise dans la couveuse et au moins deux fois par jour, oscille autour de 37°. 35° et 37°5, pouvant être considérés comme les extrèmes limites.

Le gavage constitue le procédé de choix pour les enfants qui s'alimentent mal ou point du tout. La quantité du liquide introduit à chaque repas sera graduée suivant la capacité stomacale, c'est-à-dire suivant l'âge de l'enfant. Le liquide sera, de préférence, le lait de la mère, d'une nourrice, ou bien un lait dont la constitution chimique se rapproche naturellement ou artificiellement, autant que possible, du lait de la femme.

Grâce à l'emploi rationnel de la couveuse et du gavage, en ville ou à l'hôpital, on sera en droit de compter sur les meilleurs résultats et c'est grâce à ces moyens que, à l'heure actuelle, le terme clinique et le terme légal de la viabilité de l'enfant peuvent être regardés comme sensiblement confondus.

INDEX BIBLIOGRAPHIQUE

Les Prématurés.

Aufrecht. — *Mikrokokken in den inneren Organen bei Nabelvenen-Entzündung Neugeborenen* (Centralb. f. d. med. Wissensch. Berlin, 1883, p. 273-276).

Devilliers. — *Détermination de l'âge du fœtus à l'aide de la hauteur d'insertion du cordon ombilical*. Recueil de mém. et d'obs. sur les acc. et les malad. des femmes. Paris, 1862, t. I, p. 269.

V. Halst. — *Zur Ætiologie der Puerperal Infektion des Fœtus und Neu geborenen*. Dorpat, 1884. Karow.

Hecker. — *Einige Bemerkungen über des sogenannten Harnsaüreinfarct in den Nieren neugeborener Kinder*. Virch. Archiv., 1857.

Goliginsey. — *Zur Differential Diagnostik der 7 und 8 monatlichen unausgetragener Früchte*. Petersb. med. Zeits. V, 1863.

Koestlin. — *Die Pathologischen Veränderungen in den Lungen der Neugeborenen*. Arch. f. phys. Heilkunde, 1854, vol. XIII, p. 185.

Miller. — *Die Frühgeborenen und die Eigenthumlichkeiten ihrer Krankheiten*. (Jarhbuch f. Kinderheilkunde, 1886, et tirage à part.)

Preyer. — *Specielle Physiologie des Embryo*. Leipzig, 1885. Trad. Wiett. Alcan, 1887.

Robin et Lorain. — *Note sur l'épithélioma pulmonaire du fœtus au point de vue de sa structure et comme cause d'accouchement avant terme et de non-viabilité*. Société de Biol., 2ᵉ série, 1854, t. I, p. 159.

Runge (Max). — *Die Krankheiten der ersten Lebenstage*. Stuttgart, 1885, Encke.

Voir en outre les classiques.

Couveuse.

Auvard. — *De la Couveuse pour enfants.* Arch. de Tocologie, 1883.

Dareste (C.). — *Recherches sur l'anémie des embryons.* Comptes rendus Acad. des sciences, t. LXXXIII, p. 49, 1871.

Dareste — *Traité des Monstruosités.* Paris, 1875. Alcan.

Dareste (*Commun. orale*).

> A montré par ses expériences que la chaleur nécessaire au bon développement de l'œuf était de 35 — 39°; de 28 — 35°, aussi bien que de 39 — 43°, il y a souvent production de monstruosités.
>
> Au-dessous de 28, au-dessus de 43°, l'œuf est arrêté dans son développement.
>
> La répartition inégale de la chaleur a aussi de l'influence :
>
> 1° Sur l'aire vasculaire, qu'elle déforme et rend elliptique au lieu de circulaire ;
>
> 2° Sur le blastoderme, qu'elle désoriente ;
>
> 3° Sur l'embryon peut-être, car dans ces cas on observe plus fréquemment l'inversion des viscères.

Erös. — *Untersuchungen bezüglich der Temperatureverhältnisse und der Indikationen der Kunstlichen Erwärmung frühzeitig geborener Kinder.* Arch. für Gynæk., Bd XXVII, p. 3,

Eustache (G.).— *Une nouvelle Couveuse pour enfants nouveau nés.* Journ. des Sc. médic. de Lille, 1885, VII, p. 33-45.

Genève (Congrès de 1882). — 208. Couveuse pour enfants nés avant terme. *Compte rendu*, appendice, p. 525.

Gourdin (R.-A.). — *Contribution à l'étude de l'œdème des nouveau-nés.* Thèse Paris, 1884.

Letourneau. — *Nature et traitement de l'œdème des nouveau-nés.* Gazette hebdomad., 1884.

Munckmeyer.—*Hypertrophie du cerveau avant la naissance.* An. in Arch. génér. de médecine, 3° série, t. VIII, p. 341, 1840.

Tarnier (Dr). — *Titres et travaux scientifiques.* Paris, 1883.
1883. — Nouvelle couveuse.

> « J'ai pensé que la couveuse dont je me servais depuis 1880 devait être simplifiée. J'en ai donc fait construire une qui se compose d'une caisse à deux étages séparés par un plancher incomplet à l'une de ses extrémités : l'étage supérieur reçoit l'enfant, l'étage inférieur est chauffé par des bouteilles (moules) remplies d'eau bouillante. L'air circule en passant successivement par l'étage inférieur, où il entre et s'échauffe, et par l'étage supérieur, où il

treuve un orifice de sortie qui assure la ventilation. La fabrication de ma
nouvelle couveuse a été surveillée par mon interne M. Auvard, qui, d'une
part, a mis tous ses soins à ce qu'elle fût exactement établie d'après mes
idées et mes croquis, et qui, d'autre part, en a rendu le fonctionnement visible
et facile à contrôler en y ajoutant, de sa propre initiative, une hélice dont
les mouvements indiquent la rapidité du courant d'air. La description et le
dessin de mes couveuses ont été publiés par M. Auvard dans un Mémoire où
il a personnellement étudié l'action physiologique de ces appareils et leurs
avantages au point de vue clinique. »

TARNIER. — *Des soins à donner aux enfants avant terme*. Bulletin Acad.
de médec., 1885, p. 950-951.

Gavage.

DAUCHEZ. — De l'alimentation par la sonde chez les jeunes enfants.
France médicale, 1885, p. 726-731.

> Rejette le mot « gavage ». — Rapporte trois observations de *jeunes en-
> fants* alimentés par le tube qu'il conseille d'introduire jusque dans l'estomac.
> Regarde comme contre-indication la gastro-entérite aiguë, la dégénérescence
> du foie, en un mot les affections aiguës du tube digestif et de ses annexes.

EPSTEIN. — *Ueber Magensuuspüllungen bei Saüglingen*. Arch. f. Kinderheilkunde, 1883, p. 325.

> Se sert d'un petit tube de Faucher qu'il enfonce de 18 centimètres pour
> les enfants de 50 centimètres, et fait le lavage de l'estomac avec 30—50 gr.
> d'eau distillée.

MENCKE. — *Ueber kunstliche Fütterung der Saüglinge*. Mit. f. d. Verein.
Schleswig-Holstein. Kiel, 1881, III, p. 7-13.

Pour la Couveuse et le gavage, voir surtout Tarnier et Budin, t. II.

TABLE DES MATIÈRES

Paris. — Imprimerie G. Rougier et Cie, rue Cassette, 1.

Paris. — Imprimerie G. ROUGIER et Cie, rue Cassette, 1.